王陇德总主编　　健康9元书系列

肾病病人生活一点通

苏　震　编　著

U0288602

金盾出版社

内 容 提 要

本书简要介绍了肾病的临床表现、诊断与鉴别诊断、肾病的化验项目等基础知识，详细介绍肾病早防早治、肾病病人治疗常识、肾脏保健、克服影响肾健康的生活方式及肾病病人日常生活注意事项等。其内容科学实用，操作性强，适合肾病患者及大众阅读。

图书在版编目(CIP)数据

肾病病人生活一点通/苏震编著 . -- 北京：金盾出版社，2012.5

（健康 9 元书系列/王陇德总主编）

ISBN 978-7-5082-7607-6

Ⅰ.①肾… Ⅱ.①苏… Ⅲ.①肾疾病—防治 Ⅳ.①R692

中国版本图书馆 CIP 数据核字(2012)第 081744 号

金盾出版社出版、总发行

北京太平路 5 号（地铁万寿路站往南）

邮政编码：100036 电话：68214039 83219215

传真：68276683 网址：www.jdcbs.cn

北京燕华印刷厂印刷、装订

各地新华书店经销

开本：787×930 1/32 印张：3.125 字数：59 千字

2012 年 5 月第 1 版第 1 次印刷

印数：1～50 000 册 定价：9.00 元

序

随着经济的发展,时代的进步,医疗卫生水平的提高,我国疾病谱发生了很大变化,预防为主的观念也在变化。过去讲预防为主,主要是预防传染病,因为传染病是当时居民的主要死亡因素。近些年来,虽然传染病得到有效控制,可是脑卒中、冠心病、高血压、糖尿病等慢性病却成为影响居民健康的主要因素。2008 年公布的"我国居民第三次死因抽样调查结果"显示,脑血管病已成为我国国民第一位的死亡原因,死亡率是欧美国家的 4～5 倍、日本的 3.5倍,甚至高于泰国、印度等发展中国家。《中国心血管病报告 2010》显示,目前全国有高血压患者 2 亿人,成为严重威胁我国人民健康的主要疾病。然而,我国人群高血压的知晓率、治疗率和控制率仅分别为 30.2%、24.7%和 6.1%,仍处于较低水平。高血压不仅是一个独立的疾病,也是脑卒中、冠心病、肾衰竭和眼底病变的主要危险因素。高血压患者还常常伴有糖尿病等慢性疾患。

当前,造成我国国民慢性疾病上升的主要原因有:

不健康的生活方式:除了平均寿命延长以外,另一个主要原因就是长期不健康的生活方式。不健康的生活方式助长了慢性病的高发和威胁。很多人长期大鱼大肉,摄入过多的热能,加之不良的生活习惯,如过量饮酒、吸烟、身体活动不足,导致肥胖、血管硬化等。这些都是慢性疾病的主要危险因素。

健康素养水平较低:人民的健康知识并未随着生活水平的提高而增多。中国健康教育中心(卫生部新闻宣传中心)公布的我国首次居民健康素养调查结果显示,我国居民具备健康素养的总体水平为6.48%,即每100人中仅有不到7人具备健康素养。本次调查就科学健康观、传染病预防、慢性病预防、安全与急救、基本医疗5类健康问题相关素养现状进行了分析。结果表明,慢性病预防素养水平最低,仅为4.66%。

养生保健中的误区:由于健康知识的不足,人们在养生保健中的误区也十分常见,如蛋黄里含有大量的胆固醇,血脂高的人群不能吃蛋黄;水果是零食,可吃可不吃;爬山是中老年人最好的锻炼;闻鸡起舞,中老年人晨练好处多等。这些误区不仅起不到保健的作用,而且可能造成对健康的损害。

由此可见,改变人们不科学的生活方式,提高群众的健康知识水平显得尤其重要。金盾出版社邀我组织编写一套防病治病和养生保健类的科普图书。《健康9元书系列》正是秉承了这一使命,将深奥的医学科学知识转化为通俗易懂的老百姓的语言,将科学的健康知识呈现给大家,正确指导群众的保健行为。《健康9元书系列》共50种,编写此套系列丛书的50余位作者中,既有胡大一、洪昭光、向红丁等一批全国知名的大专家,也有活跃在基层医院临床第一线的中青年专家。他们都拥有扎实的医学理论基础和丰富的临床经验。更为难能可贵的是,他们除了做好自己的医疗、教学和科研工作以外,都热衷于健康科普宣传工作,花费了大量的业余时间编写这套系列丛书。这套系列书从常见病的防治到科学的养生保健方法,从慢性疾病的营养配餐到心理保健,涉及面广,实用性强,让读者看得懂,学得会,用得上。希望通过《健康9元书系列》的出版,为我国民众的健康知识教育和健康水平的提高贡献一份力量。

中华预防医学会会长

中国工程院院士

2012 年 4 月于北京

# 前 言

肾脏病已成为威胁全球的公共健康问题。肾脏病起病时无明显症状，若不及时发现和治疗，易发展至尿毒症，需要长期透析或肾移植才能维持生命。近年来，不健康的生活方式以及工作压力的增大已成为肾脏病发病率增高的重要诱因。目前，我国肾脏病的患病率占 11.8%～14%，但是我国民众对肾脏病的知晓率仅占 8.7%。大多数人往往感觉不舒服的时候，才到医院做检查，此时一检查往往是肾病的晚期尿毒症，丧失了最佳治疗时机。其实，肾脏病是可防可治的，只要我们定期检查身体，就可以早发现、早治疗，并有效地缓解或阻止肾脏病的进展，依然能够获得良好的生活质量。

笔者在临床工作中发现很多人对肾脏病了解的很少，也不知道如何去保养肾脏和预防肾脏病，更不知道怎样配合医生进行肾脏病的治疗，因此我们编写了《肾脏病病人生活一点通》一书，她将以全新的面貌展现在广大读者面前，希望能够成为广大群众尤其是肾病病人的良师益友。

本书内容深入浅出，通俗易懂，重点突出，集科学性、知识性、趣味性、实用性于一体，适合肾病患者和大众阅读。然而，由于笔者水平有限，文中不当之处，敬请读者不吝指正。

史艳玲、董飞侠、尚蕾蕾、苏强、林海霞、何立梅对本书所做的工作，一并表示感谢。

苏　震

目　录

一、肾脏的秘密

1. 肾脏有多大

大部分人有左右两个肾脏,分别长在腰部脊柱两侧。新鲜肾脏呈红褐色,质柔软,表面光滑,形似蚕豆。对成年人来讲,每个肾脏大约是自己拳头大小。肾脏长 10～11 厘米,宽 5～6 厘米,厚 3～4 厘米,重 120～150 克。男性肾脏的大小及重量要略高于同龄女性的肾脏。有些人天生只有一个肾脏(称为孤立肾),但一个肾脏并不影响他们的日常生活。

2. 肾脏像"筛网"

肾小球毛细血管壁就像筛网一样,当血液流经肾小球时,体积大的成分如红细胞、白细胞、血小板、蛋白质等不能通过筛网,仍留在血管内;而体积小的成分如水、钠、氯、尿素、糖、小分子蛋白质等能通过筛网,经肾小球滤出流进肾小管内,这些液体称为"原尿"。当原尿流经肾小管时,肾小管进行重吸收,99％的水分被吸收回到体内,营养成分几乎也被全部重吸收,只剩下机体的代谢废物和少量的水形成了尿液。

3. 肾脏是"下水道"和"调控站"

肾脏有三大功能:①生成尿液。人体每个肾脏约有 100 万个肾小球,每天能过滤和清洁 180～200 升血液(相当于 10 桶饮用水),形成尿液约 1.8 升。当人体内水分过多或过少时,肾脏会对尿量进行调节,维持体内水的平衡。②排毒。人体新陈代谢会产生代谢废物,如尿素、尿酸、肌酐等,肾脏通过尿液把这些废物排出体外,从而维持正常的生理活动。因此,肾脏是排水排毒的"下水道"。③调节内分泌。如分泌促红细胞生成素促进骨髓造血;生成活性维生素 D 调节钙磷代谢,维持骨骼的正常结构和功能;分泌血管活性物质调节血压;降解和灭活各种激素,如胰岛素、甲状旁腺激素、降钙素等。因此,肾一旦出现问题,身体其他部位也会出现问题,严重时会导致心、肝、肺等多脏器衰竭。如果把肾比喻成一个"锅炉",那么身体燃烧后产生的"煤渣"(代谢物)都必须经锅炉排出。一旦"锅炉"出现问题,废物排不出去,不仅会损毁"锅炉",整个系统也会崩溃。所以,肾脏还是"调控站"。

　　总之,肾脏可以清除废物和多余的水,维持身体内环境的稳定,保持水、电解质和酸碱平衡,维持骨骼的强壮,促进红细胞的生成,控制血压。

二、不良生活方式影响肾脏健康

1. 肾脏病是"沉默杀手"

　　组成肾脏结构和功能的基本单位叫肾单位,肾单位包括肾小体和与它相连的肾小管。肾小体由肾小球和肾小囊组成(图1)。每个肾脏由约100万个肾单位组成。当50%的肾单位受到损伤,尿素氮才会渐渐地升高。当大部分的肾单位受到损伤,残余的肾单位会加倍工作,尽最大努力把工作做到最好。正因如此,即使肾脏已被严重破坏,机体也不会感到明显不适,仅表现为乏力、厌食、脸色不好。如果这时候,我们给予它应有的呵护,如停止服用一切对肾脏有损伤的药物,坚持优质低蛋白饮食,服用保护肾脏的药物,它的功能仍能维持很久,不会给病人的生活增添太多的麻烦。肾脏就是这样沉默,沉默到我们似乎感受不到它的存在。肾脏就像一位任劳任怨的母亲,默默承担着生活的重负。肾脏病发病时无明显症状,若不及时发现和治疗,极易发展至尿毒症,需要长期透析或肾移植来维持生命。因此,肾脏病是"沉默杀手"。近年来,不健康的生活方式和工作压力的增大成为肾脏病发病率增高的重要诱因。我国肾脏病的患病率占11.8%～14%(每8人就有1例肾脏病病人),我国尿毒症病人有100万～200万,但是我国民众肾脏病的知晓率仅占8.7%,大多数人对肾脏并不了解,往往感觉不舒服的时候,一到医院检查就已经是尿毒症,丧失了最佳治疗时机;一些肾脏病病人虽早期确诊,却迷信于某些偏方,没有得到科学治疗。其实,肾脏病并非防不胜防,也并非不治之症。只要定期体检,进行简单检查,就可以早期发现;即使已经患上肾脏病,只要早期积极治疗,也可以有效控制其发展,过上与健康人一样的生活。为了降低我国肾脏病发病率,提高人们预防肾脏病的意识,呵护好肾脏很重要。

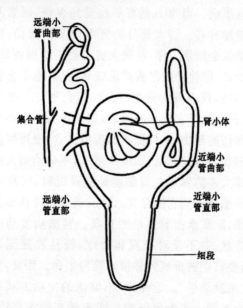

图1 肾单位的组成及集合管

2. 危害肾脏的不良生活习惯

(1)吃太多肉和海鲜、喝啤酒:吃大量的高蛋白饮食,如大鱼大肉等,会产生过多的尿酸和尿素氮等代谢物,加重肾脏排泄负担,同时可引起高脂血症等代谢疾病。大量饮酒(特别是啤酒)容易导致高尿酸血症。海鲜加啤酒的吃法"很伤肾"。

(2)长期熬夜:持续熬夜上网、工作压力大,可导致免疫力降低,引发肾炎。上网一段时间后要注意休息,如果出现眼睑和颜面水肿、乏力、贫血、腰痛等症状,应及早就医检查。

(3)憋尿、不喝水:很多人在工作繁忙时顾不上喝水;还有人宁愿憋尿,也要节省上厕所的两三分钟时间来工作。如果长时间不喝水,尿量就会减少,尿液中携带的废物和毒素的浓度就会增加,容易引发肾结石、肾积水等。经常憋尿,尿液在膀胱里时间长了会繁殖细菌,细菌经输尿管逆行到肾,导致尿路感染和肾盂肾炎。

(4)吃太咸:饮食中的食盐 95% 是由肾脏代谢的。长期高盐饮食可加重肾脏负担。盐中的钠浓度过高会使人体内水分潴留,导致血压升高,可引起肾脏疾病,以及心脑血管疾病等。应酬饭局多或者口味较重的人,应多吃水果和蔬菜,每周保证两次出汗运动,因为出汗可以排盐。此外,可每周吃一顿无盐餐,从而逐渐将口味调淡。

(5)酒后喝浓茶:茶叶中的茶碱能使肾脏快速发挥利尿作用,酒后喝浓茶使酒精来不及分解就从肾脏排出。

(6)乱服药物:日常生活中不少食物及药物均具有肾毒性,长期服用后容易造成肾脏可逆或不可逆性损伤,如肾小管间质损害。常见的肾毒性药物有消炎镇痛药物(如消炎痛、去痛片等),含有马兜铃酸的中草药(如关木通、青木香、广防己等)等。因此,应加以鉴别,不能确定者,咨询专科医师或药剂师。

(7)长期在空调环境中:长时间处在不通风的空调环境中,空调房的空气中有害物质如二氧化碳、有毒粉尘等含量过高,又长期处于缺氧的状态下,会诱发肾等器官的免疫功能下降,长期发展下去,就可能损害肾脏。

3. 保护肾脏的措施

(1)适量多饮水:饮水能帮助人体将新陈代谢的废物排出,降低有毒物质在肾脏中的浓度,从而避免肾脏受到损害。尤其是发热的病人,因为其代谢加快、废物及有毒物质的产生增加,所以要多饮水,促进废物的排泄。

(2)别用饮料代替水:饮料中所含的咖啡因,会导致血压上升,而血压过高,就会损害肾脏。建议喝白开水,尽量避免过多地喝饮料。

(3)少喝啤酒:大量喝啤酒,就会使尿酸沉积,导致肾小管阻塞,造成肾损害。

(4)控制血压:生活工作压力过大,导致越来越多的年轻人患高血压,而高血压可加速肾脏病变的发展过程。人们应密切注意血压变化并严格控制血压。

（5）控制盐量：盐是加重肾负担的重要元凶。吃太多的盐，肾脏的负担就会加重，盐中的钠会使人体水分不易排出，又进一步加重肾脏的负担，从而引起肾脏功能的减退。每天食盐不超过 6 克（3 克食盐相当于牙膏盖 1 盖）。酱油（5 毫升酱油的钠含量相当于 1 克盐）、味精和鸡精也含盐。不喝太浓的蔬果汁、火锅汤、菜汤。吃炸薯片、方便面都会让人吸收过量的盐分，所以不宜多吃。饮食以清淡为宜。

（6）别吃太多的肉：如果尿中发现有尿蛋白，又吃了太多肉类，长期如此就会损害肾功能。

（7）充足的睡眠：足够时间的睡眠是恢复精神的重要保障，要按时休息。

（8）避免使用对肾脏有损害的药物：常见的这类药物有磺胺类、丁胺卡那、链霉素、庆大霉素等。若病情需要，病人可在医生的指导下选择对肾脏损害较小的药物。同时，用药期间应多饮水，以促进药物的排泄。

（9）性生活要适度，不勉强，不放纵。

4. 喝酒对肾脏有影响吗

长期大量饮酒会导致血尿酸明显增高，形成尿酸性结石，可导致泌尿道梗阻，使肾脏受到损害。因此，不要酗酒。

5. 小小感冒"连累"肾脏

感冒本身并不会直接导致肾炎，但是感冒特别是溶血性链球菌引起的感冒很容易诱发人体免疫功能紊乱，经常感冒，紊乱的人体免疫系统就会攻击肾脏组织，最终导致急性肾炎，15％～20％的急性肾炎会发展成慢性肾炎。由于抵抗力差，肾病病人极易感冒，感冒是使肾病病人血尿、蛋白尿症状反复出现并加重的重要诱因。如此恶性循环会加重肾脏损害。因此，感冒应该及时治疗。有肾病家族史或曾患过肾病的人，更要预防感冒。如发觉尿色异常、尿量变化、腰酸背痛，应立即去医院检查。

6. 肥胖与肾脏病有关系吗

肥胖会导致肾脏的脂肪含量增加、重量增加、体积增大、肾小球肥大。肥胖者脂肪含量偏高，容易出现高脂血症、高血压。肥胖者还容易出现胰岛素抵抗，引发糖尿病。大约40％的糖尿病病人会出现糖尿病肾病。同时，肥胖人的机体高代谢也使肾脏功能受损。因此要控制体重。

三、肾脏病早知道

1. 肾脏病"青睐"哪些人群

肾脏承担着人体很多重要的功能,大多数情况下任劳任怨,一旦出现症状,就不再是慢性肾脏病的早期了。实际上有些人的肾脏很容易受伤,医学上称这些人为"肾脏病高危人群",更应进行早期预防和检查。

(1)高血压病人:血压高会加重肾脏的负担,长时间高血压会引起肾动脉的硬化,影响肾功能。控制血压达标已经成为肾脏病最主要的治疗措施。

(2)糖尿病病人:我国糖尿病肾病发病率高,约40%的糖尿病病人10年左右会发展为糖尿病肾病。所以糖尿病病人应十分警惕肾脏病,尤其重要的是对糖尿病肾病的早期发现和积极治疗。

(3)高脂血症病人:血脂在血管中沉积,不仅造成心血管的硬化,还会使肾动脉硬化,并能加速肾小球硬化。

(4)有肾脏病家庭史的人:一些肾脏病与遗传有关,如多囊肾,父母中有一人得多囊肾病,子女就有50%的机会得病。另一些肾脏病有遗传倾向,如IgA肾病。因此,这类人更应该每年体检。

(5)老年人:随着年龄的增长,肾脏的结构会改变,肾功能也会减退。同时,由于老年人常多病,应用多种药物,更使其肾脏病变得错综复杂。所以,老年人应关心肾脏功能,每年都应检查尿常规、肾功能。

(5)乱吃药的人:多数药物通过肾脏排泄,有一些药物会对肾脏造成严重的伤害,如庆大霉素、卡那霉素等。一些中药对肾脏也会有损害。如果服药后有水肿、腰痛等现象也要查肾功能。因此,不要自行判断病情就胡乱吃药,用药前要仔细阅读说明书,最好是按医嘱服药。

2. 肾脏病最容易侵袭哪些职业人群

一般都是学生、老师、长期从事电脑工作者、办公室人员。从事电脑的人群集中特点为:每天与电脑打交道,长时间坐在电脑旁工作,缺乏运动,长期的加班、熬夜、失眠等,长期持续熬夜上网,可导致免疫功能降低,引发肾炎。当他们出现腰酸背痛,疲惫乏力时,很多人认为这是累了,结果到医院一检查竟然是得了肾脏病。因此,网虫上网要注意休息,如果出现一些症状如眼睑和颜面水肿、乏力、贫血、腰痛等,应及早就医检查。

3. 正常人尿中有蛋白质吗

虽然98%小分子蛋白质在肾小管被重吸收回体内,但是剩余的2%小分子蛋白质会随尿排出;肾小管和尿路上皮细胞能分泌少量黏蛋白,也随尿排出。因此,实际上健康成人尿中含有少量蛋白质,但24小时最多不超过150毫克。由于尿中含蛋白质量很少,尿常规定性检测是阴性,因此医生习惯上说正常人无蛋白尿。如果 24 小时尿蛋白质超过 150 毫克,尿常规定性检测就可以检测出来。

4. 如何知道自己得了肾脏病

早期发现肾脏病,早期正规治疗,能够帮助病人延缓疾病的发展,提高生活质量。以下几点是在日常生活中肾脏发出的疾病信号。

(1)水肿(俗称浮肿):肾脏主要功能是排毒排水。肾性水肿常表现为晨起眼睑或颜面水肿,午后双下肢水肿、足踝水肿,特别是皮肤按压之后不能快速反弹成原样,睡一觉后下肢水肿缓解或者减轻。排除由于心脏、肝脏、内分泌、甲状腺等疾病引起,提示肾脏排除多余水可能有困难。

(2)排尿异常

①泡沫尿。尿中泡沫增多,类似啤酒花样细小泡沫,且放置一段时间不消退,提示尿蛋白增加,有患肾炎的可能。但泡沫尿并不一定患肾脏病,尿中其他无机物、有机物增加等也可导致泡沫尿,如糖尿病时尿糖增加、肝脏疾病时尿中胆红素增加也可引起泡沫尿。因此,当出现泡沫尿时,需要同时做尿液和血液检查。

②尿量改变。正常情况下,健康成年人依照饮水的多少,每天排尿次数为 4~8 次,24 小时尿量1 000~2 000 毫升。每日尿量少于 400 毫升或每小时尿量少于 17 毫升称为少尿,每日尿量少于 100 毫升或是 12 小时完全无尿称为无尿;每日尿量大于

2 500 毫升称为多尿。正常成年人夜尿相当于全日总尿量的 1/4～1/3。夜尿指从晚上 8 点到次日早晨 8 点的尿。夜尿增多,是指夜尿尿量超过白天尿量或者夜间尿量持续超过 750 毫升。出现以上尿量的改变,请到医院就诊。

③尿色改变。正常尿液颜色为淡黄色,无泡沫、无血。常见的尿液颜色改变有红色、酱油色、黄色、白色。红色尿常见于肾炎、结石、感染、结核、肿瘤、外伤;酱油色尿多见于溶血;黄色尿见于急慢性肝病、胆道疾病、尿液浓缩等;白色尿多见于三种情况:米汤样或牛奶样的乳糜尿、结晶尿、炎症时的脓尿等;也有排尿终末尿道口有少量乳白色黏液或水样分泌物,又称滴白,多见于前列腺炎。

(3)疲劳:当肾脏功能减退时,由于体内的代谢废物难以从尿里排泄出去,血液中代谢废物增加,可能会出现疲劳、乏力等症状。另外,肾脏病出现蛋白尿,病人蛋白质等营养物质从肾脏漏出,通过尿液排出体外,也会有没劲儿的感觉。有些病人会以为是过于劳累,忽视了肾脏问题。若有不明原因、感觉自己持续疲劳乏力时,需要警惕是否存在肾功能减退。

(4)胃口差:不想吃、厌食,有时还会出现恶心、呕吐,有些病人认为自己得了胃病或肝病,到消化科或者肝炎科一查,没有胃病和肝病,就不管了,结果耽误了病情。殊不知,这些都是肾脏病的常见症状。如果排除胃肠道疾病,就应接受肾脏检查。

(5)腰背疼痛:临床上很多疾病均可引起腰背疼痛,不单单是肾脏疾病。如果剧烈腰痛,可能是由肾盂结石或输尿管结石造成；如果仅仅是感觉到腰部不适、隐痛或腰酸等，在排除骨骼肌肉的原因后，也需要进行肾脏检查。

（史艳玲）

5. 什么是慢性肾脏病

慢性肾脏病（CKD）是指肾脏出现损伤（如肾脏结构或功能异常）3 个月以上，表现为血液、尿液病理学异常，影像学检查异常，或肾小球滤过率（GFR）<60 毫升/分钟/1.73 平方米。具备以上任意一条即可诊断。根据 GFR 下降的程度，将慢性肾脏病（CKD）分为 5 期（表 1）。

表 1　慢性肾脏病分期

分　期	1 期	2 期轻度异常	3 期中度异常	4 期重度异常	5 期肾衰竭*
GFR(毫升/分钟/1.73m²)	≥90	60~89	30~59	15~29	<15
肾脏功能的程度（%）	100	50~100	30~50	10~30	<10
症　状		几乎没有	夜尿增多、血压升高、贫血	疲劳、水肿	胃口差、恶心胸闷、尿量减少

*CKD 5 期肾衰竭(俗称尿毒症)

6. 慢性肾脏病的病因

凡是可以引起泌尿系统结构和功能改变的疾病均可引起慢性肾脏病。主要包括 8 个方面：①肾小球肾炎。以肾小球损害为主的变态反应性炎症,临床表现主要有蛋白尿,血尿,水肿和高血压等。②糖尿病。糖尿病会损害身体内的许多器官,包括肾脏和心脏,还有血管、神经和眼睛。③高血压。如果不加控制或控制不良,高血压会引起心血管疾病和肾脏病。而慢性肾脏病也会引起高血压。④遗传性疾病。如多囊肾,双侧肾脏被多个进行性增大的液性囊泡占据,破坏正常肾脏的结构和功能。⑤先天畸形。如胎儿在其母亲体内发育过程中可能会出现泌尿系统结构异常,容易引起肾脏感染而损伤肾脏。⑥系统性红斑狼疮及其他影响人体免疫系统的疾病。⑦由肾结石、肿瘤或男性增大的前列腺而引起的泌尿系统梗阻。⑧反复发作的泌尿系统感染等。

7. 初诊肾脏病病人应做哪些检查

(1)尿常规检查:是否有尿蛋白,血尿等。

(2)肾功能检查:抽血检查血清肌酐和尿素氮。当肾小球滤过率降至正常50%以下时,则血肌酐和尿素氮就会增高。

(3)B超检查:观察两肾情况、是否缩小。

8. 哪些检查可以确诊肾脏病

为了尽早发现和及时治疗,应该定期进行检查。

(1)尿液检查:①尿蛋白。如果肾脏受损,蛋白质就会漏到尿液中。一般认为,有蛋白尿的人比没有蛋白尿的人,肾功能下降速度加快。②血尿。检查尿液中是否出现红细胞。血尿不仅是指肉眼所能见到的肉眼血尿,同时包括显微镜观察到的镜下血尿。形成血尿的原因有许多种,肾炎等肾脏疾病、尿路结石、癌症都有可能形成血尿。

(2)血液检查:①血清肌酐。肌酐是肌肉活动时产生的废物,原本是通过肾脏由尿液排出体外。但是,如果肾脏功能减退,就不能完全由尿液排出体外,依然蓄积在血液中。②血清尿素氮。血清尿素氮是饮食蛋白质分解的最终产物,和肌酐一样,通过尿液排出体外。但是,如果肾功能减退,就不能完全从尿液中排出,从而蓄积在血液中。

(3)影像学检查:利用 X 线、B 超、CT、磁共振等仪器进行检查,了解肾脏的大小、形态、有无结石、肿瘤等。

(4)肾脏活检:俗称"肾穿刺",是在 B 超的引导下用穿刺枪经皮肤获取肾脏组织的方法。它是在基本确诊肾脏病之后的进一步检查,通过采集肾脏组织,观察其病理变化,了解肾脏病的种类和疾病的程度。

9. 高血压和肾脏病是"双胞胎"

肾脏是高血压主要损害的器官之一,肾脏又是血压调节的重要脏器。肾脏病常伴有高血压,长期高血压可以造成肾脏损害。原发性高血压病人经若干年演变后发生肾脏损害的几率很高。发生高血压一段时间后,会逐渐出现肾小管浓缩稀释功能下降,最早表现为夜尿增多,后因肾小球内压力增加而导致尿蛋白的排泄增加。高血压 5 年后可出现轻度到中度的肾小动脉硬化,继而肾实质缺血、萎缩、纤维化，表现为肾功能逐渐减退。高血压一旦对肾脏造成损害，又可以因肾脏缺血后血管内皮受损，引起由肾脏释放的缩血管及扩血管物质平衡失调，促使已经升高的血压更高。因此，高血压与肾脏损害之间产生了一系列"恶性循环"，就像"双胞胎"。

控制血压对于预防和治疗肾脏病变十分重要。这是因为：①降低血压可以延缓慢性肾病的进展。②慢性肾病病人因为血压控制不良而死于心血管疾病的几率增加。所以，肾脏病病人比原发性高血压病人更应该严格控制血压，降压目标在 130/80 毫米汞柱以下（原发性高血压病人血压应降至 140/90 毫米汞柱以下，老年人可以降至 150/90 毫米汞柱以下）。当出现蛋白尿大于 1 克/天时，血压应该控制得更为严格，目标在 125/75 毫米汞柱以下；糖尿病病人的血压控制目标是 130/80 毫米汞柱以下，合并肾脏损害后，血压控制目标为 125/75 毫米汞柱以下。

10. 糖尿病和肾脏病是"两姐妹"

糖尿病会危害全身血管，对大血管的损害会导致心脑血管疾病，对微血管的损害则出现眼底、肾脏的损害。约半数的 2 型糖尿病病人在 10 年后会出现糖尿病肾病。为了防止和延缓肾功能恶化，糖尿病病人应做到以下几点：①控制血糖。糖尿病肾病的发生率与血糖控制水平密切相关，控制好血糖能有效地预防糖尿病肾病的发生和发展。②控制血压。糖尿病合并高血压威胁更大，糖尿病病人除了严格控制血糖外,还要严格控制血压,血压控制的标准应低于130/80毫米汞柱。③合理膳食。坚持低盐、低蛋白、低脂肪饮食。④避免肾毒性的药物。一些"中草药"或"家传秘方"会使肾脏病恶化。用药需谨慎。⑤及早治疗。一旦出现微量蛋白尿,及早进行干预治疗,可使部分病人的微量蛋白尿恢复正常,或延缓病程进展。

11. 高尿酸血症对肾脏的影响

尿酸增高与饮食有直接关系。高嘌呤食物很容易引起尿酸增高,高尿酸血症不但会引发痛风,而且高尿酸血症本身对肾脏和心血管系统都有直接的损伤作用,可以引起尿酸性肾病和心血管疾病。因此,少吃或不吃高嘌呤食物非常重要。一般来说,动物内脏、肉汤(长时间慢火煲煮的肉汤)、啤酒等的嘌呤含量最高,其次是大部分鱼类、贝壳类、禽类,蔬菜中芦笋、菜花、四季豆、蘑菇、花生等嘌呤含量较多。

12. 高脂血症对肾脏的影响

众所周知,高脂血症会增加发生心血管疾病的风险。对健康人来说,高脂血症不会直接引起肾脏病,但可以通过诱发动脉粥样硬化,导致肾动脉狭窄,引起缺血性肾脏病、肾性高血压等;而对已经患有肾脏疾病的人来说,肾脏病变后,体内许多物质代谢发生紊乱,脂肪代谢也紊乱,主要表现为高脂血症。高脂血症既可以通过间接机制导致肾脏损伤,也能直接促进肾小球硬化,促使肾功能不全进展,导致肾衰竭。因此,无论对健康人还是肾脏疾病病人,血脂控制都十分重要。

13. 高钙血症对肾脏的影响

高钙血症多见于原发性甲状旁腺功能亢进、恶性肿瘤等疾病,以及维生素 D 过量摄入的病人。高钙血症对肾脏的影响有:①导致高钙性肾病。②容易合并尿路感染、结石、肾积水等。高钙性肾病早期表现为多尿、烦渴、多饮,甚至每 24 小时尿量可达 4～10 升,有的可出现脱水的表现(如口干、皮肤弹性差、头晕等低血压表现),以及乏力、口周麻木等低钾血症表现;后期逐渐出现高血压、肾功能不全,以至尿毒症。

14. 高磷血症对肾脏的影响

正常人通过饮食摄入磷,磷主要由肾脏排泄。慢性肾脏病(尤其是慢性肾衰竭)病人因为肾功能不全不能顺利地将磷排出,容易出现高磷血症。对于健康人来说,高磷血症可以损伤血管内皮细胞功能。对于慢性肾脏病病人,高磷血症会进一步损害残余肾功能,造成甲状旁腺功能亢进、肾性骨病、维生素 D_3 代谢障碍等,可表现为皮肤瘙痒、骨痛、关节痛、骨折等症状;高磷血症还会引起心血管系统和软组织的转移性钙化,增加慢性肾脏病病人的心血管疾病。因此,应该治疗慢性肾脏病病人的高磷血症。

15. 水肿是不是肾有问题

水肿分 3 种,轻度水肿仅限于眼睑和踝部,中度水肿一般指下肢,重度水肿指全身水肿,甚至伴有胸水、腹水。水肿有如下表现。

(1)晨起眼皮感觉很紧,提拉眼皮很久不回复原状;以前合脚的鞋子现在感觉很紧,可能是水肿。

(2)下肢水肿可以用拇指按压胫骨 30 秒(图 2),如果凹陷很快复原,提示无水肿,如凹陷回复很慢,表明存在水肿。

(3)若体重突然增加 3 千克以上,可

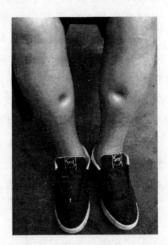

图 2 下肢水肿的病人

能是水肿。肾性水肿的特点:多先出现在眼睑或者颜面部,且晨起时最明显,午后缓解或者减轻,下午双踝部、双下肢出现水肿,休息一晚后下肢水肿缓解,水肿严重者可累及躯干部出现全身水肿。水肿可见于急、慢性肾炎等多种肾脏病。除了肾脏病之外,心脏、肝脏、内分泌、甲状腺等疾病也可出现水肿,所以,水肿不一定都是肾有问题,应尽早就医,明确病因。

16. 尿有泡沫是不是肾有问题

泡沫尿是尿液中出现一些有机物和无机物或其含量增加,表面张力增高所致。尿中有泡沫不一定是肾有问题。如果尿中增多的泡沫较大,而且很快消散,不提示患肾脏疾病。肾脏疾病时,泡沫尿的特点是泡沫持久、细小,类似"啤酒花"样,静置一段时间后,仍有较多泡沫。这是尿蛋白含量增加引起的泡沫尿,可见于急、慢性肾小球肾炎和肾小管疾病,高血压肾损害,糖尿病肾病等。另外,泡沫尿还常见于:①糖尿病时尿糖或尿酮体含量升高。②泌尿系统炎症、肿瘤,尤其是一些产气菌感染时。③肝脏疾病时,尿中胆红素等含量增多。④遗精或者经常性兴奋者,尿道中黏液分泌增多。⑤尿速增快时。

(史艳玲)

17. 腰部酸痛是不是肾脏病

腰部周围任何组织、器官出现异常都可能引起腰痛,包括肾脏疾病。实际上,肾实质并无感觉神经分布,肾包膜、输尿管和肾盂才有感觉神经分布,因此单纯肾实质受损并无痛感,只有肾包膜、肾盂、输尿管受刺激或者张力增加才会引起疼痛。

(1)下列肾脏疾病可引起腰痛:①急性肾小球肾炎、肾囊肿、多囊肾、肾盂肾炎、肾病综合征、肾肿瘤、急性尿路梗阻、梗阻性肾病、肾静脉血栓形成等。

②肾周围炎症或脓肿、肾囊肿破裂出血、肾肿瘤出血或坏死、肾周围血肿、肾梗死、肾外伤急性缺血及破裂。③泌尿系结石、出血或肾结核、肾肿瘤、肾乳头坏死等造成尿路堵塞。

（2）腰酸痛并不都是肾有问题：引起腰痛的常见肾外疾病有：①急性腰扭伤、挫伤、外伤，久坐等腰部长时间保持一个姿势所致的慢性损伤，肌纤维组织炎、带状疱疹。②腰椎间盘突出症、骨性关节炎、腰椎外伤、骨质疏松症、脊髓肿瘤、脊髓炎、类风湿关节炎、强直性脊柱炎、结核性脊柱炎、腰骶神经根炎等。③胰腺病变、十二指肠球后溃疡、后位阑尾炎、腹膜后淋巴结结核或肿瘤、子宫及其附件炎症、肿瘤等疾病。

（史艳玲）

18. 结石和碎石术会不会影响肾功能

结石会影响肾功能。结石引起肾功能不全主要是由于梗阻、合并感染。结石有大小、多少、部位之分。结石就算很大，如果没有堵塞尿路，一般也不会影响肾功能；反之，即使结石比较小，一旦堵塞尿路，就会出现梗阻或者合并感染，最终引起肾功能不全。但一般来说，大的、多的结石容易引起梗阻，结石在肾盂输尿管连接部狭窄处，输尿管、膀胱颈狭窄处容易引起梗阻、肾积水，很快影响肾功能。

结石影响肾功能分为急性和慢性。急性肾功能不全一般常见于双侧上尿路结石、下尿路结石引起梗阻。慢性肾功能不全，一方面是由于梗阻性肾病，肾结石、尿路结石引起尿路多次梗阻，肾积水不断加重，肾实质受压萎缩，最后甚至只剩下一层薄薄的肾实质，肾功能受损乃至完全丧失；另外，结石导致梗阻后，尿流不畅，常伴发反复发作的慢性肾盂肾炎，引起肾功能不全，甚至达 CKD 5 期慢性肾衰竭（俗称尿毒症）。

体外冲击波碎石术（ESWL）是目前临床上广泛应用的泌尿系结石的治疗手段，利用体外产生的冲击波聚焦于体内的结石，将结石击碎，使之更易于随尿液排出体外。碎石术对肾脏的损害包括以下几个方面：①巨大的冲击波"冲击"肾脏，导致肾脏小血管破裂出血、肾小管上皮细胞损伤、急性肾功能不全、肾破裂等。②碎石嵌入肾脏，损伤肾功能。结石超过 2 厘米或是孤立肾结石，碎石后形成的碎石易嵌入肾组织，损害肾脏功能。③形成石街，致肾功能丧失。一次碎石过多、结石未能被粉碎为很小的碎片、两次碎石间隔时间太短、伴有尿路感染等，大量碎石易在输尿管或尿道内形成石街，不及时处理，肾功能就会受到影响。因此，碎石术是一把"双刃剑"，在治疗结石的同时也可能损伤肾脏。有些病人盲目追求"碎干净"，盲目迷信碎石术效果，反复碎石，最终引起肾功能不全，甚至慢性肾衰竭。因此，一旦被诊断为泌尿系结石，请到医院就诊。碎石术前后都应该监测肾功能，避免短期内反复碎石。

19. 瘙痒是不是肾有问题

皮肤瘙痒很常见,尤其是天气干燥时,常常得不到重视。多种全身性疾病均可引起皮肤瘙痒,皮肤瘙痒有可能是"尿毒症"的征兆。

有些病人平时自认为身体健康,很少打针吃药,但是皮肤瘙痒很久了,一直认为自己不可能会患大病,后来出现水肿或者出现恶心、呕吐、口臭,到医院一查肾功能,发现患了"尿毒症",悔之晚矣。

皮肤瘙痒是慢性肾功能不全的重要症状之一,具体机制尚未完全明确,慢性肾功能不全、尿毒症病人出现皮肤瘙痒的可能的机制有:①尿毒症时皮肤内水含量减少。②与继发性甲状旁腺功能亢进、钙磷代谢紊乱有关,皮肤内钙离子沉积。③各种毒素、代谢产物排出减少,引起周围神经病变。④血浆中引起瘙痒的物质和炎症因子等增加。

另外,与持续性瘙痒有关的全身性疾病还有阻塞性黄疸、溶血性黄疸、甲状腺功能亢进、甲状腺功能减退、糖尿病、真性红细胞增多症、缺铁性贫血、神经衰弱、脑动脉硬化、恶性肿瘤(如胃癌和肝癌初期)、药源性瘙痒等。

(史艳玲)

四、肾脏病病人治疗方面
最关心的问题

1. 肾脏病病人的治疗误区

误区一:忽视对原发病的治疗。许多肾脏病是由原发病引起的,如狼疮性肾炎是由系统性红斑狼疮引起的,如果对狼疮性肾炎的原发病进行治疗,部分病人的肾功能能有望得到一定程度的恢复,即使是已经透析的病人,也有望脱离透析。

误区二:忽视长期治疗和随访。有些病人经过治疗后症状缓解,自我感觉良好,以为肾脏病已经痊愈根治了,或者认为"是药三分毒",多吃药对身体没有好处,或担心吃激素发胖,就自己停药。实际上,此时病情仍在慢性迁延、缓慢进展。人感觉不舒服要比尿液和血液化验异常晚数月至数年。当人感觉不舒服再就医时,病情可能已经发生恶化。因此,肾脏病病人要长期随访、坚持治疗。刚开始治疗的慢性肾病病人,应该每 2 周或 1 月到医院随访 1 次。若病情稳定,血尿指标接近正常,仍需每 3 个月或 6 个月化验肾功能和尿常规,及早发现病情变化。

误区三:单纯依赖中草药治疗。中草药对早中期肾衰有一定疗效,但对晚期尿毒症无效。晚期尿毒症病人应尽早进行透析治疗,否则将延误救治时机。

误区四:输血可以改善尿毒症的贫血状况。大量或多次输血,会减少促红细胞生成素的产生,反而加重贫血。另外,输血可使血中尿素氮等有毒物质含量更加升高。

误区五:完全不吃蛋白质。肾病病人要注意蛋白质的摄入,许多肾病病人拒吃蛋白质。长期低蛋白饮食可能引发严重的营养不良。因此,在低蛋白饮食的基础上,应补充必需氨基酸,以改善营养不良状态,并保护残余肾单位,延缓肾功能恶化。

2. 慢性肾脏病病人在治疗及生活中的注意事项

(1)治疗原发病:如果是糖尿病、高血压等疾病引起慢性肾脏病,应该及时治疗原发病。

(2)合理饮食:慢性肾病病人应以鸡蛋、牛奶、瘦肉、新鲜蔬菜为宜,不要暴饮暴食。

(3)预防感冒:呼吸道感染是诱发和加重肾功能损害的最常见诱因。

(4)谨慎用药:有些药物对肾脏有毒性作用,病人需慎用消炎镇痛药、庆大霉素类抗生素,含钾或汞的药物及中药的草乌、木通等。

3. 病人应能看懂化验单

(1)尿常规:尿常规检测对判断肾脏是否健康是非常重要的,也是医院中最常用的检验项目之一。尿标本最好收集清洁中段晨尿,也就是清洁外阴后,晨起第一次尿液的中段部分。因为尿液长久放置后其成分可能改变而影响检测结果,所以要在 1 小时内送检。

①尿比重。是反应肾脏浓缩功能的指标。正常尿比重波动在 1.015~1.025 之间。早晨尿比较浓缩,因此比重较高,常在 1.020 以上。当大量饮水,尿量增多时,尿比重降低;当高温、出汗较多时,尿量减少,尿比重增高。尿比重在尿浓缩稀释试验中有重要意义,尿浓缩稀释试验主要用于检查肾小管功能。正常情况下,肾脏能自动调节水的平衡,所以在不同时间内测定尿量和尿比重是不同的。如果 24 小时内尿比重固定,尿量变化不大,标志肾功能可能受损害。病人上午 8 时排尿弃去,从上午 8 时至下午 8 时,每两小时收集一次尿液,分别测定每次尿量及尿比重;另外,将晚上 8 时至次日上午 8 时的尿收集在一起,测定尿量及尿比重。

②尿蛋白和尿红细胞与肾脏病的关系最密切。蛋白尿包括生理性蛋白尿和病理性蛋白尿。前者常为一些生理状况如发热、剧烈运动后出现暂时性蛋白尿;后者则是肾脏病变时出现的持续性蛋白尿。一般来说,若单次尿常规中蛋白质含量高于 75 毫克/分升时(或 1 个"+"以上),应进一步测定尿微量蛋白和 24 小时尿蛋白总量,以明确是否有肾脏病。尿红细胞即"血尿",分为镜下血尿和肉眼血尿。出现血尿的原因包括肾脏因素和非肾实质性因素。前者可能由肾实质病变引起,后者可能与结石、肿瘤等因素有关。如果仅有 1~2 次尿红细胞异常并不一定代表肾脏有病,但若 3 次以上尿红细胞超过正常

标准,应及时就诊。

(2)肾功能

①血肌酐。肌酐主要由肾小球滤过排出体外,肾小管很少重吸收和分泌,因此肌酐浓度变化可以作为衡量肾小球功能的指标之一。当肾功能受损,无法完全排出每日所产生的肌酐,即会造成血中肌酐浓度上升的现象。然而,由于肾脏有强大的贮备能力,只有当肾小球滤过率降到正常的 50% 以下时,血肌酐浓度才会升高。

②血清尿素氮。尿素氮多数为蛋白质的代谢产物,主要经肾小球滤过排出体外,可以在肾小管和集合管被重吸收。此外,少量尿素氮可经汗液,胆道排泄。和肌酐一样,当肾小球滤过率降到正常的一半以下时,尿素氮的浓度才会升高。与肌酐相比,尿素氮受饮食的影响更大,因此两者同时测定更有意义。如两者同时增高,表示肾功能已严重损害。此外,血肌酐和尿素氮是在多种因素作用下形成的,如溶血、高蛋白饮食、胃肠道出血、败血症、药物等因素可使血尿素氮升高,而肝病、饥饿则会使血尿素氮降低;年龄、性别、身材、营养状况,以及心力衰竭、肝病、败血症等因素易影响血肌酐数值。若发现上述指标异常,建议尽早前往医院请专科医生诊治。

4. 如何正确收集尿液标本

(1)尿液标本收集时应注意:①避免粪便、白带污染,女性应避开月经期。②留尿容器一定要清洁干燥,最好是一次性使用。③留尿后马上送检,确保

2小时内完成尿液检查,避免细菌繁殖。④避免强光照射尿液,否则尿胆原等物质可发生氧化分解而减少。⑤留取尿量要足够,最少12毫升,如收集24小时尿液,容器应足够大,并加盖,加防腐剂。⑥留尿前72小时避免剧烈运动,留尿前24小时避免大量饮水。现具体介绍一下常见的尿液检查留尿注意事项。

(2)尿常规检查:①晨尿、随机尿、餐后尿(餐后2小时收集尿)均可,但不同时间点尿常规反映的问题重点不同。②常取中段尿(做导尿三杯时除外),嘱病人去除初段尿10~20毫升,在不中断尿流的情况下收集尿液。③尿三杯检查,清洗尿道口后,初段尿留取10~20毫升置于第一杯,中段尿20~30毫升置于第二杯,末段尿5~10毫升置于第三杯。

(3)尿培养:应留取清洁中段尿,具体方法:最好留取晨尿,嘱病人睡前少饮水,晨起后用肥皂水或碘伏仔细清洗会阴部、包皮、尿道外口,然后清水冲洗干净后留尿,女性应用手分开大阴唇留取尿液,前段尿弃去,留中段尿10~20毫升直接解尿到专用的无菌容器中,立即送检,2小时内接种培养。留尿当天早晨不吃饭、不喝水,建议到医院留取清洁中段尿。留尿前7天避免使用抗生素,留尿前尿液应在膀胱存留最好6小时以上。

(4)内生肌酐清除率(Ccr),24小时尿留取方法:①留尿前3天禁食肉类(无肌酐饮食)、低蛋白饮食(每日蛋白质摄入量应少于40克)、避免剧烈运动(减少肌酸的过多分解)。②留尿当日上午7时排尿弃去,然后开始收集 24 小时尿液,在解第一次尿时加入甲苯(防腐剂)4～5 毫升,在次日上午 7 时无论有无尿意务必解尿,并计入 24 小时尿中。

5. 肾脏病病人如何正确使用抗生素

临床上一些肾脏病病人出现发热、咳嗽、咳痰、腹泻等感染性疾病后,不敢用药,自己硬撑着,最后导致严重感染,肾功能也受到损害。肾脏病病人用药应遵循如下原则:

(1)使用肾毒性低的药物

①避免应用肾毒性药物。

②经由肾脏排泄的药物需根据肾功能(主要是肌酐清除率)调整剂量。肾功能正常时无需调整剂量。肾功能不全时抗生素剂量的调整可以通过减少单次给药剂量或者延长给药间隔来实现。

③调整方法。根据药物说明书上肾功能不全时用药方法调整;如果药物说明书未提及肾功能不全时用药方法,可根据肾功能受损程度调整,简单地说,肾功能轻度受损时选用正常剂量的 2/3～1/2,肾功能中度受损时选用正常剂量的 1/2～1/5,肾功能重度受损时选用正常剂量的 1/5～1/10。

(2)肾功能不全用药

①维持原剂量的抗生素。大环内酯类(如红霉素)、利福平、强力霉素等,这类药物主要经肝脏由胆汁排泄,肾功能不全时基本不用调整剂量和给药时间。

②剂量需适当调整的抗生素。β-内酰胺类〔如

青霉素(青霉素、氧哌嗪青霉素、羧苄西林)、头孢菌素(头孢他啶、头孢唑肟、头孢唑啉)]、喹诺酮类(氧氟沙星)、两性霉素、氟康唑、甲硝唑等。这类药物主要由肾脏排泄,肾功能不全时药物在体内蓄积,易引起不良反应。

③剂量必须减少的抗生素。氨基糖苷类抗生素[如庆大霉素、丁胺卡那霉素(阿米卡星)、链霉素、妥布霉素]、万古霉素、多黏菌素等。上述抗生素具有一定的肾毒性,且以肾脏排泄为主。在肾功能不全时使用易发生血药浓度过高,药物蓄积,加重对肾脏的损害。

④呋喃妥因、四环素(强力霉素除外)可加重氮质血症,肾功能不全病人不宜应用。

总之,肾功能不全时抗生素剂量的调整是个复杂的问题,建议到正规医院请肾内科医生决定剂量。

(史艳玲)

6. 什么是肾衰竭

肾脏是人体的"下水道",一旦肾脏罢工了,"下水道"堵了,身体里的代谢废物就越积越多,人渐渐地会出现厌食、乏力、恶心、呕吐、水肿等症状。各种原因造成的肾脏损害都有可能引起肾衰竭。肾衰竭有两种:急性肾衰竭和慢性肾衰竭。急性肾衰竭突然发生、病程短暂。原因多为大量失血、失水、感染、严重烧伤、药物或其他中毒。此时,可短期使用透析等待肾脏功能恢复,肾脏通常可以完全恢复正常功能。许多人会提问："慢性肾衰竭是从急性肾衰竭进展而来的吗?"其实,由急性肾衰竭进展而来的慢性肾衰竭只占25%,而只有5%的急性肾小管坏死(引起急性肾衰竭的病因之一)可转化为慢性肾衰竭。慢性肾衰竭是多种疾病所致的肾功能进行性恶化的结果。慢性肾衰竭通常由肾脏疾病直接造成。在我国,最常见的慢性肾衰竭的病因是原发性肾小球肾炎、糖尿病肾病、高血压肾损害、肾结石、多囊肾病。肾功能完全丧失时称为终末期肾病,又称慢性肾衰竭尿毒症期,俗称"尿毒症"。这个时期肾功能已经不可能再恢复到正常,因而需要透析或肾移植来维持生命。

7. 急性肾炎会发展成慢性肾炎吗

是的。但是,只有15%~20%的急性肾炎发展成慢性肾炎。临床上一些慢性肾炎是由急性肾炎经过10年~20年长期隐匿阶段发展而来,或者急性肾炎一起病即无临床表现——隐匿型发展而来,多数慢性肾炎病人并无急性肾炎病史。

8. 慢性肾衰竭到了终末期怎么办

慢性肾脏病进展到肾衰竭终末期,就是人们常说的尿毒症,丧失的肾功能是不能恢复的。这时候应该怎么办,现介绍尿毒症期应该做的事情。

(1)尿毒症各种并发症的治疗:尿毒症常见的并发症有高血压、心力衰竭、心律失常、尿毒症性心肌炎等心血管并发症,恶心、呕吐、食欲缺乏、消化不良等消化系统表现,还可以出现肾性贫血、酸中毒、钙磷代谢紊乱、皮肤瘙痒、营养不良等,需要用降压药、胃肠动力药、助消化药、碳酸氢钠、促红细胞生成素、铁剂、钙片、磷结合剂等药物,以及低蛋白饮食。

(2)透析前的评估和选择适合自己的肾脏替代治疗方式(图3):当肾脏不能继续正常工作的时候,总的来说,有两种选择:肾移植和透析。有些病人想不经过透析就肾移植,事实上很难做到,因为肾源紧缺,除非有合适的亲属捐献肾脏。透析是目前最常用的方法,是把身体里的代谢废物和多余的水排出,即代替肾脏不能再做的那些工作。透析有两种:腹膜透析和血液透析。如果不需要马上急诊透析,病人和家属应开始了解血液透析、腹膜透析和肾移植的优缺点,并不是每一种治疗方式都适合所有人。必须从原发病,住家与医院的远近距离,身体状况,

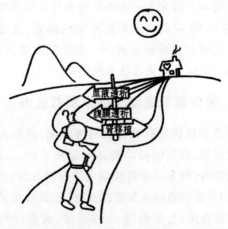

图3 选择适合自己的肾脏替代治疗方式

自理能力,居家环境的清洁情况,对生活方式的要求程度等多个方面综合评估,才能够决定哪一种方式最适合自己。病人应和医师协商、共同决定适合自己的肾脏替代治疗方式。即使选择了一种治疗方式,也并不意味着以后不能改换为另一种治疗。实际上,随着病情的变化,每个人都可能改变几次治疗方式。肾移植、血液透析和腹膜透析3种替代方式是可以转换的。

(3)接受透析前教育:一旦病人选定透析方式,需接受相应透析方式的知识。如果选择腹膜透析,病人应熟悉腹膜透析操作和无菌操作、着手家庭腹膜透析房间准备等。当然,如果不能提前选定透析方式,在开始透析后学习也可以。

(4)做好透析准备:如果选择血液透析的病人,最好先做好自体动静脉内瘘(俗称"造瘘")。

(5)监测:密切监测尿毒症症状、肾功能、电解质、血气分析,选择合适的时机开始透析。

9. 什么是血液透析

血液透析俗称"人工肾"或"洗肾"。当肾脏无法正常工作时,利用血透机来净化血液,血透机上有一个特殊的滤器,叫做透析器,它就相当于一个"人工肾脏"。将血液引入透析器,使血液与透析液在透析器中的半透膜之间进行物质交换,排出小分子代谢产物,调节水电解质、酸碱平衡后,再把"干净"的血液送回人体。血液透析需要每周进行2~3次,每次4~5个小时。血液透析能较快调节酸中毒、心力衰竭等症状。血液透析治疗可有效地提高尿毒症病人的生存率。目前,温州医学院附属第一医院(笔者医院)血液透析最长生存时间已经超过28年。

在治疗过程中,病人需要坐在或躺在透析中心的透析机旁边(图4)。护士会将两根针扎入病人前臂的静脉中,其中一根针连接导管,将病人的血液引流出体外,通过机器泵入透析器进行净化清洁。病人全身的血液将通过透析器进行多次过滤清洁。净化后的血液将通过连接到另一根针的导管流回到病人体内。

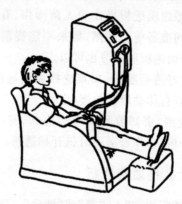

图4 血液透析的病人

(1)血液透析优点

①由专业医生和护士帮助完成。

②通常每周只需治疗3次,其余4天不用接受治疗。

③无需在家放置设备/储备透析液。

④紧急情况下可以很快得到医疗救护,使病人

具有安全感。

⑤与其他血透病人可定期接触交流。

(2)血液透析缺点

①通常需要每周3次去医院。

②必需按照透析中心的要求和安排决定透析时间。

③需要依赖血液透析机器,不方便出行。

④需要手术建立血管通路,通常在病人的前臂造瘘。

⑤每次透析都需要穿刺2次(插入2枚针)。

⑥可能出现头痛、恶心、腿痉挛、疲劳等不适症状。

⑦饮食受限/液体摄入受限。

⑧有感染风险(如乙肝、丙肝、艾滋病等)。

10. 什么是腹膜透析

(1)腹膜透析的定义:腹膜透析与血液透析一样可以净化血液,不同的是它不需要使用血透机和透析器。它利用腹腔来进行透析治疗。腹膜是腹腔壁周围的一层很薄的膜,包覆着胃、肝、脾和肠等脏器表面,起保护作用。腹膜表面有许多小孔,是天生的半透膜,只允许尿素氮、肌酐、水等小分子物质透过,将身体里有用的成分,如红细胞、蛋白质等大分子物质留在体内。把一种被称为"腹透液"的无菌液体灌进腹腔,血液中的废物和多余的水分就通过腹膜过滤到腹透液中。数小时后,把含有代谢废物和多余水分的腹透液从腹膜腔中排出(图5),随后再灌进去新的腹透液,透析的过程就又开始了。每一次引流和灌入,称为"换液"。如此不断地循环,就可以不断地排出病人体内的代谢废物和多余水分了。专业护士会在医院教会刚插管的腹透病人如何进行腹膜透析操作。大多数人通过这样的培训都能学会腹膜透析操作。如果病人有任何问题,可以随时电话联系医生或护士。一般病人需要每一个月去医院看一次门诊。

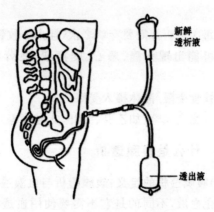

新鲜
透析液

透出液

图 5　腹膜透析示意图

(2)腹透管置入术:开始腹透透析之前,需要建立一个安全的通路来进行换液。做一个门诊小手术,把一根称为"腹透管"的柔软、可弯曲的细导管穿过病人的腹壁插入腹腔。管子的一端留在腹腔里,中间一段埋在皮下,另一端留在腹壁外面。透析液通过腹透管进出腹膜腔。通常情况下,置入腹透管并没有痛苦,它在整个腹膜透析期间都将留在体内。病人一定要保护好这条腹透管,因为它是一条生命线!

(3)腹膜透析有两种:连续性不卧床腹膜透析(CAPD)和自动化腹膜透析(APD)。CAPD是目前最常用的腹膜透析方式(图6),可以在任何干净地方进行,白天每隔4～6个小时换液一次。只需要有一袋透析液和碘伏帽(起消毒作用)、夹子就可以进行换液了。APD是利用一种被称为自动化腹膜透析机的机器来进行的,在国外,超过50%的腹透病人在家里每天晚上用这种机器进行腹膜透析(图7)。目前,国内选择APD做腹膜透析的病人正日益增多。临睡前,将腹透管与机器相连,设定好程序,机器将在患者睡觉时自动进行液体的灌入与引流。早晨治疗完毕,将管路与机器分离,患者就可以进行正常的生活和工作了。

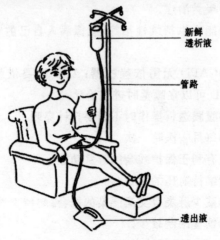

新鲜透析液

管路

透出液

图6 连续性不卧床腹膜透析

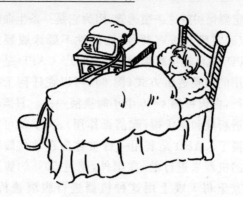

图7 自动化腹膜透析

（4）腹膜透析优点

①有自由性和独立性。病人可以根据自己的工作、学业或旅行计划轻松调整治疗时间。不必去透析中心接受治疗。

②能提供持续性治疗，就像病人自己的肾脏一样工作。

③CAPD 无需依赖机器；APD 需要依赖腹透机，APD 可以在睡觉时进行治疗。

④腹膜透析操作时不需要打针穿刺。

⑤每月去医院一次。

⑥有利于保护残余的肾脏功能。

⑦维持血压的平稳。

⑧减少肝炎等交叉感染的机会。

⑨饮食限制较少。

（5）腹膜透析缺点

①每天都需要进行透析交换，CAPD 白天每隔

4～6小时换液1次，每天交换操作4次。若是在睡觉时进行治疗(APD)，每天交换操作1次。

②需要腹部插入永久性导管。

③有腹膜感染和出口处感染的可能。

④需要在家储存透析用品。

⑤可能体重增加或增加腰围。

11. 腹膜透析、自动化腹膜透析与血液透析的优缺点

(1)腹膜透析的优势是病人能自由活动，可照常工作、学习，操作简便，个人费用相对便宜，医疗资源相对节省，能更好地保持尿量和残余肾功能，持续性缓慢清除水分和毒素，对血压等心血管系统影响小，对出凝血影响小。缺点是清除代谢废物和水分缓慢，不利于中毒、心衰、高钾血症等急诊的治疗，可出现严重腹膜炎等导致退出腹透。

(2)血液透析的优点是能快速、高效地清除代谢废物和水分，血液透析操作技术由专业的医护人员执行，不需自己费心。缺点是个人和医疗成本高，受透析时间和透析地点限制，对出凝血和心血管系统影响大，易受血管通路限制;反复穿刺常引起疼痛。

以下是三项透析优缺点的比较(表2)。

表2 腹膜透析、自动化腹膜透析与血液透析的比较

分类	血液透析 （HD）	腹膜透析 （CAPD）	自动化腹膜透析 （APD）
治疗地点	在医院进行	在家进行	在家进行
对家里环境的要求	无要求	要求有一定干净的空间	要求有一定干净的空间
治疗方式	需建立永久血管通路，通常位于前臂上，每次治疗需穿针两次	需手术植入腹膜透析导管	需手术植入腹膜透析导管
透析通路	在医院由护士操作	自己或者家人操作	由腹透机进行自动换液操作
操作时间	一周3次，每次4～6小时	每天3～4次，每次30分钟	一般只需每晚一次，每次20～30分钟
白天时间的安排	一周3次（每次4～6小时)固定透析时间无法调整	可以较自由安排	白天完全自由
需要对饮食和饮水进行控制	严格控制	适当控制	适当控制
可以参加大多数活动	是	是	是

分 类	血液透析 （HD）	腹膜透析 （CAPD）	自动化腹膜透析 （APD）
感染机会	乙肝、丙肝、肺部感染、菌血症等严重感染机会大	院内感染机会小。如操作不规范，有发生腹膜炎和出口感染的可能	院内感染机会小。如操作不规范，有发生腹膜炎和出口感染的可能
对心血管的影响	建立体外循环，内环境波动大，心血管稳定性较差，贫血较常见	机体内环境较稳定，贫血控制较好，对心血管系统影响小	机体内环境较稳定，贫血控制较好，对心血管系统影响小
对残余肾功能的保护	有限地保护残余肾功能	能较好地保护残余肾功能	能较好地保护残余肾功能
能够旅行	需要提前与所到城市的医院预约好血透时间	已经有41个城市开通"腹透免费自由行"服务	已经有41个城市开通"腹透免费自由行"服务

12. 透析的作用与正常肾脏功能一样吗

透析是利用人工合成的（指血液透析）或天然的腹膜（指腹膜透析）作为半透膜通过各种物理作用，将代谢废物、过多的水分排出体外，维持人体的水、电解质和酸碱平衡；但是，透析不能代替正常肾脏的内分泌功能、肾小管的分泌和重吸收功能，因此透析与正常肾脏的功能不完全相同。

13. 什么时候开始透析

肾小球滤过功能是肾脏最重要的功能之一,用肾小球滤过率(GFR)表示,GFR(毫升/分钟·1.73平方米)指单位时间内(分钟)经肾小球滤出的血浆液体量。GFR对于正确判断慢性肾脏疾病的分期、评价肾功能进展速度、判断开始肾脏替代治疗时机等方面都有重要意义。

什么时候开始透析是由病人肾功能(主要用肾小球滤过率评价)、有无尿毒症症状及其严重程度、病人意愿及其经济条件综合因素决定的。另外,还与以下因素有关:①基础病因。糖尿病肾病病人往往提早开始透析。②年龄。年龄大者常提早透析。③并发症。合并心脑血管疾病等病人常提早透析。

如下情况可以开始透析治疗:

(1)非糖尿病肾病所致的尿毒症,GFR<10毫升/分钟·1.73平方米;糖尿病肾病引起的尿毒症GFR<15毫升/分钟·1.73平方米。这两种情况可以开始透析,除非病人此时无水肿、体重稳定、无尿毒症症状如恶心,呕吐等。

(2)如果病人GFR尚未达到上述标准,但出现如下一种情况,经药物治疗不能有效控制者:①容量过多,重度水肿、心衰、急性肺水肿、顽固性高血压。②高钾血症,代谢性酸中毒,高磷血症。③贫血、明显消瘦和营养状态恶化,尤其是伴有恶心、呕吐等,可以提前开始维持性透析。

（3）任何情况下，GFR＜6毫升/分钟·1.73平方米时必须透析。

14. 一旦透析以后还能不能脱离透析

有些病人拒绝开始透析的理由是"一透析就得一辈子都要透析了"。实际上，并不是所有的病人开始透析后一定不能脱离透析，透析后脱离透析有几种情况：

（1）急性肾衰竭时为缓解症状开始透析者，肾功能恢复后可脱离透析。

（2）维持性透析病人肾移植后，移植肾功能恢复，可脱离透析。

（3）慢性肾功能不全急性加重时开始透析者，病因治疗之后或急性因素改善之后，部分透析病人肾功能恢复后可以脱离透析。如果是慢性肾功能不全缓慢进展至终末期（尿毒症期）者，除非肾移植，基本上不能脱离透析的，否则会有生命危险。

15. 透析并不可怕

有些尿毒症病人"谈透析色变"，认为"一开始透析就完了"，硬撑着不同意透析。其实透析并不可怕。应该听从肾内科专科医生的建议，及时开始透析，及时透析的好处有：①缓解尿毒症症状。有的坚持不透析的病人，在不得不接受急诊透析后感叹道："早知道透析后这么舒服，我就早透析了，现在我晚上也可以躺平睡觉了，也睡安稳了（心衰纠正了），看见东西也想吃了（消化道症状改善了），皮肤瘙痒也减轻了(毒素排出了)。"②避免尿毒症相关的营养不良。③避免紧急透析。如果选择血液透析,早期做好透析前准备,提前1～2月做好动静脉内瘘(一般动静脉内瘘的成熟时间需要1～2月),就有时间确保血管通路的成熟,可以避免临时深静脉插管,减少血管通路相关的并发症等。

(史艳玲)

16. 坚持不接受透析有生命危险吗

尿毒症是肾衰竭的终末期,此时已损毁的肾脏不能把毒素、过多的水和酸性物质排出体外,可导致高钾血症、严重的酸中毒、心衰、致命性的心律失常等,如不及时治疗,将会有生命危险。而尿毒症的最关键治疗,就是医学上说的肾脏替代治疗。目前肾脏替代治疗只有血液透析、腹膜透析和肾移植3种。尽管透析尚不能完全代替肾脏的功能,但在没有机会进行肾移植的情况下,坚持不透析,肯定会有生命危险!目前社会上有一些虚假广告,鼓吹可以应用药物,让尿毒症病人脱离透析或者不用透析,其实就是应用一些中药或者激素等药物,骗取病人可怜的"救命钱",很多人服用后出现严重的高钾血症、心衰加重,延误治疗时机。所以,不要轻信小广告,有病要到正规医院治疗。

(史艳玲)

17. 肾移植是怎么回事

肾移植是通过手术把健康者的肾脏移植给尿毒症病人,俗称"换肾",是最接近生理的肾脏替代疗法。手术之前要进行血型和组织配型等检验,以便找到一个合适的肾脏。配型符合率越高,移植成功率越高。由于肾源的短缺,很难在临床上大规模应用。对于肾移植,普通大众常见的疑问有:①需要移植几个肾?一般是移植一个肾脏,因为一个肾脏即可满足人体代谢的需要,除非病人体重严重超标,一个肾脏不能满足人体代谢需要。②原来的病肾需要切掉吗?一般不需要切掉,除非原有肾脏疾病会继续存在并可能危及病人健康(如严重的肾结核、肾脏肿瘤、巨大的多囊肾、难以控制的血尿等情况),需要切除原来的肾脏。③移植肾是放在原来的肾脏的位置吗?不放在原来肾脏的位置,一般是放在右髂窝(图8)。④移植后是否不用吃药?由于移植技术的进步,移植肾的肾功能

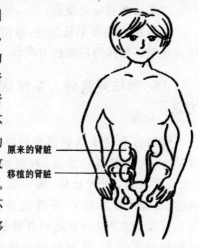

原来的肾脏 ——

移植的肾脏 ——

图 8 移植肾脏和原来的肾脏

完全恢复的比例越来越高,但并不是肾功能恢复后就不用服药了,需要终身服用抗排异反应药物才能让病人的身体更好地接受移植的肾脏,不将其作为"异己"而排斥。不过,用药剂量会逐年减少,最后只需要很小的剂量维持。

(1)肾移植优点

①无需透析。

②无需建立透析通路。

③接近正常肾脏功能,基本恢复正常生活。

④饮食限制很少。

⑤门诊就诊时间可以灵活安排。

(2)肾移植缺点

①手术有风险。

②有术后排异的可能。

③术后需要每天服药。

④药物可能有不良反应,服用免疫抑制药可能使身体对其他疾病的抵抗力降低。

18. 慢性肾衰病人如何选择合适的治疗方法

慢性肾衰在未达到透析时机前可进行内科保守治疗,包括低蛋白饮食、控制血压、防治并发症(如肾性贫血、高钾血症、酸中毒、低钙血症、高磷血症、心衰、恶心呕吐等消化道症状、皮肤瘙痒等),并密切监测,一旦达到肾脏替代治疗的时机,可根据如下优先、禁忌原则选择适合自己的肾脏替代治疗方法:

肾脏替代治疗方法有 3 种:血液透析、腹膜透析和肾移植。从改善生活质量来说,肾移植是最好的替代治疗。

(1)肾移植绝对禁忌证:①恶性肿瘤(基底或表皮的鳞癌除外)。②活动性感染。③严重心脏或呼吸系统衰竭者。④HLA 交叉配型阳性者。除了上述有肾移植绝对禁忌证的病人,其他尿毒症病人都可以考虑肾移植,但是肾源缺乏,可以供移植的肾脏数量有限,绝大多数病人仍需要接受维持性透析治疗(血液透析或腹膜透析)。

(2)腹膜透析适应证:①高龄、心血管系统功能差者。②血管条件差、建立血液透析血管通路困难者。③出血倾向严重,不能行血液透析全身肝素化者。④刚开始透析尿量多、有残余肾功能者。⑤肾移植后再次转入透析有尿者。⑥山区、农村等距透析中心较远者。⑦儿童、青少年、有社会工作者、喜欢旅游者。

(3)优先选择血液透析的患者有:①因疾病、外伤或者手术引起的腹膜广泛粘连、纤维化或者缺失者。②慢性阻塞性肺气肿。③腹部肿瘤。④新近有腹部手术者。

19. 为什么血液透析病人需要"造动静脉内瘘"

由于一般的静脉不够粗、管壁不够厚,不能满足血液透析治疗对血流量的要求,所以进行血液透析前必需手术建立一条永久血管通路。血液透析的血管通路有 2 种：临时性血管通路和永久性血管通路。
自体动静脉内瘘是永久性血管通路。最理想的血管
通路是自体动静脉内瘘(图 9)，俗称"造瘘"。通过
小手术，将自身的动脉与静脉做一个连接，使动脉内
的血液不断快速地流入静脉，使静脉血管动脉化。
最常用的是前臂动静脉瘘。一般选择干活少的一侧
手臂做自体动静脉内瘘(如右利手者，选择左手臂)。
最好在术前 2 周开始就做握拳运动，促进血管充盈。

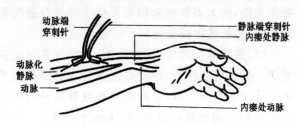

动脉端穿刺针
静脉端穿刺针
内瘘处静脉
动脉化静脉
动脉
内瘘处动脉

图 9 自体动静脉内瘘

20. 血液透析病人动静脉内瘘的保护

（1）手术后抬高术侧肢体，促进血液回流，减轻
肢体肿胀；术后 3 天后可进行局部锻炼，促使内瘘管
成熟。方法：手握橡皮握力圈，每次 10 分钟，每天可
重复 3 次。

（2）造动静脉内瘘的手臂不要受压

①不要在造瘘侧的手臂测血压。

②尽量避免侧卧在造瘘侧的手臂，不要将造瘘
侧的手臂垫于枕后。

③造瘘侧的手臂不能提重物。

④衣袖口要宽松,不带手表或手镯等饰品。

(3)禁止在造瘘侧的手臂输液、打针、抽血化验等一切非透析用的穿刺。

(4)病人应学会判断内瘘是否通畅,即将手触摸动静脉内瘘的静脉处,若扪及震颤,或听到血管杂音,则提示通畅。否则,应立即与医生联系或到急诊就诊,及时处理使内瘘再通。

(5)手术后的内瘘原则上4～8周成熟后方可使用。

(6)在每次透析前,应将内瘘的手臂清洗干净。

(7)透析结束,拔针后,应压迫穿刺点10分钟以上。正确方法:以食指和中指压迫穿刺点上缘和下缘,手臂可略抬高以减少静脉回流阻力,加快止血。加压力度以不渗血、能摸及震颤和听到血管杂音为宜。

(8)每次使用后应对血管进行保护

①每日自我检查内瘘吻合口是否有震颤,至少早晚检查两次。

②透析后24小时内瘘穿刺点防止被水浸湿;透析后24小时后可用肥皂或沐浴乳轻柔地清洗内瘘表面皮肤,保持局部清洁干燥。不要去除穿刺点表面的结痂。

③穿刺血管有硬结时可用湿毛巾做湿热敷,每日2次,每次15～20分钟。

21. 血液透析中的注意事项

血液透析过程中或者血液透析结束后几小时内

均可能发生与透析治疗有关的并发症。因此,必须注意以下事项:

(1)血液透析治疗期间最好不要进食饭菜,因为这样有可能更容易出现透析并发症,如果病人觉得饥饿,可以带些零食食用。

(2)通常血透时需要肝素抗凝,此时血液不容易凝血,因此避免进食带骨或带刺的食物,以免造成口腔黏膜损伤出血;避免挖耳朵,以免造成耳朵黏膜损伤出血。

(3)保护好血管通路。内瘘穿刺肢体不能随意活动,即使皮肤瘙痒时也不要随意活动。

(4)透析前、后测体重、体温非常重要,请别忘记!并注意每次称重时衣服增减的变化。最好穿同样的衣服称重。

(5)注意保暖,但要将有内瘘肢体暴露在外,以便及时观察渗血等现象。

22. 血液透析病人为什么要控制摄水量及体重

(1)干体重:干体重指水平衡正常情况下的体重,即无水潴留和无脱水时的体重。血透病人如果透析后自我感觉良好,无水肿、心衰,血压稳定并控制在理想范围,无心包积液、无胸腔积液、无腹腔积液,此时的体重即为理想干体重。血透时,如果脱水不足会造成体内水分潴留而引起高血压、右心室肥大、心功能衰竭等;脱水过多又会导致肌肉痉挛和低血压、残余肾功能丢失过快。因此,干体重是平衡点。透析病人的干体重和正常人的体重一样，长期摄入的热量多于消耗的热量，干体重就会增加，反之则降低。建议每日清晨起床后排尽大小便后、不吃不喝、尽量穿相同重量衣服的时候称体重，排除饮食、衣服的影响。

(2)血液透析病人为什么要控制摄水量及体重：食物和饮用水经过胃肠道消化吸收后，由肾脏经尿液排出代谢废物和多余的水，以维持身体的正常功能。一旦肾脏丧失排除废物和排水的功能，到达慢性肾衰竭尿毒症期，病人便需要替代治疗。病人体重在短时间内可以因为饮食控制能力而变化。饮水过多，体内储留水过多时，会造成呼吸困难、高血压、心衰、肺水肿等严重后果，此时在透析过程中需要清除大量水分，有可能会导致低血压、呕吐、抽筋等不适症状，严重者会有生命危险。因此，有效控制每天的摄水量对透析病人非常重要。

(3)如何控制摄水量及体重

①透析前、后均应准确测量体重。血液透析对其疗效的评估不仅包括毒素清除要充分，同时要充分清除体内过多的水分，在透析结束时达到干体重，病人自觉舒适，无水肿、无心力衰竭和肺水肿，血压能满意控制等。每次称体重时应注意穿同样重量的衣服或将多穿的衣服减去。

②病人必须控制摄水量。每天总摄入量(包括药物和固体食物中的水分)应等于前一日(24 小时)总尿量再增加 500 毫升，使得透析间期的体重增加控制在干体重的 3%～5%，每天体重增加不应超过

1千克。

③建议病人家中备体重秤,每天在固定的时间、固定的磅秤、固定的地点测量体重,并准确记录,同时记录尿量及摄入量。

④要充分透析和低盐饮食,可以减少口渴感,减少摄水量,尽量使用小杯子喝水。尽量将服药时间集中,减少喝水量。在口渴难忍的情况下,可用冷水漱口;含柠檬片、薄荷糖、嚼口香糖,促进唾液分泌;含冰块也有止渴效果。限制水分应包括一切含水量多的食物,如粥、汤水、汤面、果汁、水果等。

23. 如何保护残余肾功能

残余肾功能是指肾脏功能结构受损之后,残存部分肾脏组织发挥的泌尿、排泄、内分泌、体液调节等多种生理功能,即患者剩余的肾脏功能,临床表现为患者有尿液。残余功能是透析无法完全替代的,残余肾功能的存在可以使透析的时间间隔延长;有助于心血管系统功能的稳定;同时有利于维护机体的代谢及内环境的稳定,保持良好营养状态,减少其他并发症的发生。因此,保存血透病人的残余肾功能非常重要。保护残余肾功能和腹透的主要方法有:①慎用肾脏毒性药物,尽量不用或少用一些无关的药物,用药必须在医生指导下使用。②控制好血压,避免血压波动过大。③预防感染。④控制血脂。⑤避免营养不良。⑥控制脱水量(建议每次脱水不超过体重的5%)。

24. 血液透析病人的药物调整

(1)降血压的药物:透析前血压应保持在140/90毫米汞柱左右。透析后血压最好保持在130/80毫米汞柱以下。因为血液透析会把体内多余的水分去掉,由于容量减少,有些病人会出现血压降低,所以透析日降压药要调整。一般来说,上午透析者,要停服早上的降压药;下午透析者,要停服中午的降压药;晚上透析者,要停服晚上的降压药;如果停服降压药后发生明显血压上升,或在透析过程中血压很高,则不能停降压药,请咨询医生。

(2)糖尿病病人透析前停服降糖药和注射胰岛素:因为血液透析的透析液是无糖的,所以透析日降糖药要调整。一般来说,上午透析者,要停服或减量早晨的降糖药或胰岛素;下午透析者,要停服或减量中午的降糖药或胰岛素;晚上透析者,要停服或减量晚上的降糖药或胰岛素。

(3)抗生素类药物须在透析后使用,否则会影响药物疗效。

25. 透析充分性的基本标准有哪些

(1)营养状态良好,食欲好。

(2)透析间期无明显不适感觉,体力恢复。

(3)血压维持在正常范围(使用或不使用降压药),透析前血压控制在140/80毫米汞柱左右。

(4)透析间期体重增加不超过3%~5%。

(5)血清白蛋白>35克/升。

(6)未出现严重的钙磷代谢障碍。

(7)血液透析病人透析过程中无失衡综合征,如头痛、恶心、呕吐、意识障碍等情况;腹膜透析患者 kt/VC 尿素清除指数≥1.7。

(8)无明显的毒素症状,如恶心、呕吐、食欲减退,周围神经病变等。

(9)血红蛋白维持在 11 克/分升左右。

26. 什么是透析不充分

透析不充分指经过一定时期的透析治疗,病人的临床症状仍无明显改善。透析不充分主要表现为:①自我感觉气促、疲倦、精神萎靡不振。②食欲下降,口中有尿素味,恶心、呕吐、腹泻。③皮肤瘙痒,水肿、消瘦。④血压>140/90 毫米汞柱。⑤贫血加重,血红蛋白<60 克/升。

27. 腹膜透析为什么要无菌操作

无菌操作是为了预防腹膜炎等感染并发症的发生。无菌操作的关键是:①严格按照培训指南彻底清洗和擦干双手。②记住透析用品哪些部分是无菌的,不要接触无菌的部位。③保持透析用品的无菌部位远离细菌,避免细菌进入腹腔。

温馨提醒:①非常认真地洗手是使双手变得非常清洁干净,但是不是无菌的。②透析用的操作台(如桌面)虽然用消毒液擦拭干净,但不是无菌的。

28. 腹膜透析病人如何避免感染

(1)有一个清洁、光线充足的换液环境。换液场所大约3平方米的空间就够了,不要堆放过多杂物。要有足够的空间放置腹透所需用品;换液前房间要用紫外线照射30分钟,换液时应关闭门窗,避免尘埃飞扬,避免他人或宠物在换液场所走动。换液时不要接听电话,戴上干净的口罩,认真洗手以减少手上的细菌,减少感染的机会。

(2)严格执行换液操作的每一个换液步骤,避免发生感染。发生下列情况时应及时与医生护士联系:①接头松脱、污染。②发热、腹痛、透析液浑浊。③腹透管有破裂、渗漏。④腹透液放出不畅时。

(3)重视导管出口外的护理,每天查看出口处和隧道有无异常。不要任意用非医生指定的油剂、粉剂等涂于出口处;避免扭折导管,避免在无纱布覆盖的情况下,直接在导管上贴大块胶布;若导管破损,应立即停止透析,用蓝夹子夹紧,立即到医院处理。

(4)良好的个人卫生习惯。每天或经常用淋浴方式洗澡,不宜盆浴,以免引起腹膜炎。每天更换内衣,洗澡前先除去纱布,每天轻按皮下隧道有无疼痛,检查导管出口有否红、肿、热、痛、液体渗出等异常情况;如有上述症状需及时到医院诊治。洗澡后消毒出口处。出口消毒夏天每天1次,冬天隔天1次。6个月内要纱布覆盖出口。

(5)每天做好观察和记录,内容有:体重、血压、尿量、腹透液排出量、排出液体的外观、隧道及出口处,到医院就诊时告知医生。有异常情况及时到医院就诊。

(6)注意水分控制,保持体内液体平衡。体重短期内增加、血压升高、下午两下肢水肿等都是水分过多的表现。不同阶段所需要的液体和水分摄入量是不同的,请向医生咨询后确定。饮食中避免过多的钠盐摄入。正常情况下,胃肠道就有细菌存在。当便秘或腹泻时,肠道的细菌就有可能通过肠壁进入腹腔,引起腹膜炎。要鼓励患者多吃富含纤维素的食品,适量运动,保持大便通畅。注意饮食卫生,避免腹膜感染。

(7)如出现透出液浑浊、腹痛、发热,要立即冲洗一袋腹透液,打腹透热线,保留浑浊的腹透液用蓝夹夹住管子,到医院化验。易诱发腹膜炎的因素:操作不规范(洗手最重要)、便秘、腹泻、个人卫生差。

(8)定期到医院随访。医生会定期做各项检查和评估,这些评估对于全面判断病情非常重要,并为下一步的治疗提供依据,因此需要病人的配合。

(9)重返工作岗位和适当的锻炼都可以增强体能、增强自信心。

29. 腹膜透析病人冬天注意事项

(1)注意保暖、预防感冒。

(2)建议穿容易穿脱的衣服,穿脱衣服时,注意不要牵拉腹透管。

(3)建议用恒温箱或恒温暖液袋用干热法将腹透液加热,切勿浸泡在热水中加热,不要放在暖气片、取暖器、油灯上加热。

(4)注意保护储存的腹透液,避免腹透液外袋冻裂、腹透液冻结。

五、肾脏病病人日常生活的注意事项

1. 肾脏病病人的认识误区

误区一:肾炎就要消炎

肾炎和其他炎症有着本质的区别,肾炎是由免疫系统异常引起的,治疗上主要是清除抗原物质,抑制异常的免疫反应,可以采用免疫抑制剂等药物,用抗生素无效。且很多抗生素有肾毒性,如果滥用,会加重肾脏病变。而炎症性疾病则由细菌感染所致,可以用抗生素治疗。

误区二:迷信偏方

得病后不到正规医院接受治疗,而是用"偏方",有些偏方可治疗疾病,有的偏方是对症的,而不是治本的,也有的是假药。一些中草药是有肾毒性的,如马兜铃酸类中草药的滥用会加重肾脏病变。不同种类的肾脏病,其病因、病变性质及轻重完全不同,治疗方法也截然不同,用一种偏方来治疗所有类型的肾脏病是不合适的。

误区三:忌盐

民间传说,肾炎病人要忌盐百日,事实上是没有科学道理的。通常情况下,若无明显水肿和高血压,每日应补充 3～6 克食盐;重度水肿或高血压者,可适当减少食盐的摄入。完全禁盐是不可取的。

误区四:禁水

不少肾病病人不愿多饮水,害怕饮水后尿量增多,加重肾脏负担。实际上恰恰相反,人体内每天的代谢废物都依赖于尿液带出体外,若喝水很少,尿量不足反会造成体内的废物蓄积,加重肾脏负担。

误区五:肾炎是不治之症

事实上,肾炎不仅能治,而且大多数是可以被控制的。疗效的好坏主要取决于诊疗是否及时、合理,并与病人自身的调理(如饮食、休息)有关。人们产生这种不正确的观点是因为:①肾炎起病时的症状很隐蔽,早期不易被察觉,当大量的肾组织发生不可逆的损伤、功能丧失时才去就诊,则为时已晚。②一些病人经治疗后症状缓解,自身感觉很好,认为病情已痊愈,忽视了以后的治疗及随访,忽视了肾脏疾病的基本发病规律,此时病情仍在慢性迁延,当感觉不适再去就诊时,疾病的性质已经发生本质的变化。因此,不管病情如何,肾病病人都应定期到正规医院复查。

2. 肾脏病病人的保健方式

(1)充分休息、适当运动:在肾病初期或病情加重阶段,如水肿、尿少、蛋白尿、血尿增多、肾功能减退、血压明显升高时,应充分休息,甚至卧床休息。病情稳定后可适度运动,但不要剧烈运动。要做到生活有规律,防止熬夜和过度劳累。

(2)预防感染:慢性肾脏病病人机体抵抗力低,很容易感染。感染部位常在呼吸道、泌尿系及皮肤。任何感染都会加重肾病病情。要避免感冒,注意口腔、会阴及皮肤的清洁。

（3）防止腹泻、呕吐致脱水：避免血容量减少而导致的肾脏血流量灌注不足。

（4）饮食调理：饮食以清淡为主，减少盐的摄入，戒酒，控制蛋白质的摄入。肾功能不全病人宜低蛋白、低磷、低钠、低钾、低嘌呤饮食，保证充足的热量，适当补充维生素。水肿、尿少或高血压、心衰病人还要控制水的摄入。切忌乱吃补肾药物或保健品，肾没有必要刻意去补，往往越补病情越重。

（5）保持乐观情绪：慢性肾脏病是一类难以完全治愈的疾病，病人患病时间长，容易产生烦躁、忧郁、悲观等情绪，这会直接损害病人身心健康。其实，从慢性肾衰早期发展到晚期，有一个比较长的过程，利用这段时间进行正规治疗，完全可以保住健存的肾单位，维持一定的代偿能力，延长肾脏存活时间。

（6）切勿乱投医：慢性肾脏病病人不要迷信偏方或被广告误导。不要盲目奔走于各类医院，这样往往会错失治疗时机。应及时去正规医院的肾内科明确诊断，然后在专科医生的指导下定期就诊、规律治疗。要坚持按时服药，不可自动停药或加药，否则会使病情恶化或产生不良反应。

3. 肾脏病病人适度运动

无论何种肾病都存在着程度不等的血液循环障碍，表现为血液黏稠度增大、肾脏血流量减少等。这些都可能加重肾脏损伤，而适度运动可以改善机体的血液循环，对肾脏有益。肾脏病患者如果能在身体允许的范围内进行适量的运动,可以增强身体的免疫力,帮助疾病康复。病情稳定期患者宜选太极拳、慢跑、散步、骑自行车、健身操、乒乓球等小运动量有氧活动。这里介绍几种简单的护肾运动:①太极拳,以腰部为枢纽的一项缓慢运动,可促进腰部血液循环;练太极拳时思想集中、心境宁静可消除精神紧张。②慢跑、散步或在鹅卵石上赤脚行走可以促进血液循环,对肾脏有益。也可根据个人身体条件选择适合自己的运动方式和运动量。因为肾脏病患者容易精神疲倦、四肢无力,如果运动过量,则会导致症状加重。因此,肾脏病患者一定要掌握好运动的强度,以自己不觉得疲劳为标准,避免运动过度。

4. 肾脏病病人运动时的注意事项

(1)穿宽松舒适的衣服和合脚舒适的运动鞋。

(2)运动前应先做一些热身动作。

(3)应避免一些容易受伤的运动。

(4)虽然运动时呼吸稍微加快属于正常现象,但以运动时仍能自然的说话为限,不要出现呼吸费力。

(5)运动前先测血压,若血压异常,应暂停运动。运动后,如有不适的感觉,应立即就诊。

(6)运动后不要立即洗澡,应休息 20～30 分钟后进行温水淋浴。

(7)在太饿、太饱、太热、太冷、疲倦、情绪不良(忧郁、悲伤或盛怒)的时候,不要运动。

(8)如果病人不慎患感冒等其他疾病时,应立即停止运动,待身体恢复后,再进行锻炼。

5. 肾脏病病人何时需要卧床休息

如果出现中度以上的水肿，即下肢或全身水肿，甚至伴有胸水、腹水，就必须卧床休息。对于急性期或病情较重、并已出现多脏器严重并发症的病人，如伴有肺部感染或心功能不全引起的气短、咳嗽、胸闷、心慌；伴有中重度高血压并出现头痛、头晕、呕吐；出现肉眼血尿或尿量明显减少者，都应该住院治疗、卧床休息。

6. 肾脏病病人如何去工作

肾脏病病人恢复工作有利于身心健康、增强战胜疾病的信心，改善家庭经济状况。宜选择压力相对较轻、时间较自由（如允许在家办公）的工作。工作时要劳逸结合。肾脏病病人应该与工作单位就病情进行沟通，使工作单位帮助自己胜任工作，在工作间隙要安排一定的休息空间和时间，躺下片刻、听听音乐都是很好的休息与放松。如果有离家较近的工作就更有利于休息。如需服中药，一般公司都有冷藏冰箱和微波炉，可在家煎好后带到公司储存并加热后服用。值得注意的是，如果出现以下几点身体不适：①清晨起床时眼部水肿。②脸色苍白或晦暗。③疲倦。④排尿异常，则需要减轻劳动强度，充分休息和及时治疗。

7. 肾脏病病人的性生活

肾衰竭会影响病人的生殖系统，如停月经、生育能力下降、精子活动能力下降等,但病人仍可以过正常的性生活。因为性交需要体力,性交会使心率加快、呼吸加速,增加体力的负担,所以建议:①缩短真正性交时间。②增加性交前的爱抚和感官上的刺激。③配合舒适的性交体位。④腹膜透析病人在性交前先把腹腔内的腹透液引流出体外,以减少不适的感觉,在性交后先休息 20～30 分钟,再灌注新的腹透液入腹腔。因此,性生活要适度,要体谅患病的亲密爱人在体能上的力不从心,不勉强,不放纵。

肾脏病病人血压正常、肾功能正常时能用壮阳药。当有高血压、肾功能不全时,建议少用或不用。最好咨询肾内科和泌尿科医生。

8. 肾脏病病人的怀孕时机

慢性肾炎临床表现有蛋白尿、水肿、高血压,严重者可出现肾功能不全。妊娠增加了肾脏负担,容易并发妊娠高血压综合征,加重肾脏损害,严重者可出现慢性肾衰竭。肾炎的妇女能否怀孕,要具体分析。

(1)肾炎非活动期:仅有少量蛋白尿(微量或"＋"),没有高血压,肾功能基本正常,可以怀孕。要注意休息,增加营养,多吃含有蛋白质的食物,补充足量维生素,饮食不要过咸。避免各种感染。定期测血压、检查肾功能、尿常规及水肿情况。加强孕期保健。

(2)慢性肾炎伴有血压增高,不宜怀孕:肾炎孕妇易并发重度妊娠高血压综合征,引起先兆子痫和子痫,子痫对孕妇和胎儿的生命威胁很大,常常要终止妊娠。胎儿往往因胎盘功能减退、血液供应不足,易发生宫内发育迟缓、死胎。

(3)尿蛋白"＋＋"~"＋＋＋",肾功能未恢复正常,不宜怀孕:如果是早期妊娠,应行人工流产,以防发生肾衰竭。总之,肾炎病人应该积极治疗肾脏疾病,等病情稳定或恢复健康后再考虑怀孕问题。

9. 肾脏病病人的心理康复

俗话说,人吃五谷杂粮,没有不生病的。没有人可以永远健康地活下去,得了肾脏病也没有什么可怕的,不要觉得自己是多么的不幸,整天愁眉苦脸、怨天尤人。因为即使这样,疾病也不可能自动消除。对于肾脏病的治疗,不仅要靠药物,良好的心理更有利于疾病的治疗和康复。健康是包括心理健康和身体健康。现介绍几点肾脏病病人如何调整情绪的方法。

(1)学会倾诉:许多病人对肾脏病的常见的反应就是否认疾病的存在。一般来讲,能够把疾病放在脑后,不老想着疾病是一件好事。但是,如果你因此而逃避,不好好照顾自己,进行医治,它就变成一件坏事。例如,不正常服药、不遵守饮食建议、不能定期门诊随访。有些病人知道自己得了肾脏病之后很容易发脾气,可能觉得一定要为所发生的一切去责备某人。这种情况下没有人应该受到责备,病人难以找到发泄愤怒的出气筒,因而更加生气。有些病人可能害怕把自己得了肾脏病的情况告诉家人或者单位领导,害怕受到歧视。因此,肾脏病病人往往心情沮丧,情绪不稳定。这必然会影响中枢神经系统的正常功能,使免疫系统的防御功能下降,影响治疗效果,加重病情。如果病人出现情绪不好,要学会倾诉,向家人、朋友或心理医生讲出自己的感觉,及时把心中的郁闷宣泄出去,要相信总是会有人愿意帮助和支持自己的。有些病人经常害怕自己给家人带来负担,怕影响周围人的生活。确实,这种病会影响亲近的人,但是必须问自己的问题是"如果情况相反,我会怎么反应?我一定会愿意并充满爱地全力支持我的家人,不想让他们因为得病而感到难过"。逐渐地,病人就开始一点一点地接受现实,调整自己的心态。

(2)多阅读肾脏病的科普书籍:有些慢性肾脏病病程很长,病人不要迷信广告和谎言,渴望肾脏病马上根治痊愈。多阅读肾脏病的科普书籍,正确认识肾脏病,加强与医生的沟通,树立积极健康的心态接受正规的治疗。

(3)以乐观的态度和坚强的性格面对疾病:笑能使全身肌肉放松,有利于肺部扩张,促进血液循环,消除大脑皮质和中枢神经的疲劳。只要性格坚强,面对疾病泰然自若,也是对疾病最有效的辅助治疗方法。

(4)适当参加学习和工作,尽可能地融入正常的生活中去:可以根据自己的兴趣爱好,参加一些轻体力的社团活动,转移病人对疾病的关注,让病人的生活充实而愉快。

（5）养成良好的卫生习惯：节制烟酒，杜绝暴饮暴食，适当地锻炼及充足的睡眠。

10. 肾脏病病人的饮食误区

误区一：不吃盐，少喝水

肾脏病病人的饮食中不能完全缺少盐。不吃盐会导致体内钠的缺少，出现无力、抽搐、低血压等情况。限制盐和水是针对有高血压、水肿、少尿的病人，为避免过多水分滞留体内，加重水肿和高血压。如无上述情况，则不应特别限制水、盐的摄入，建议低钠饮食，每日盐分少于 6 克。

误区二：少喝牛奶

蛋白质在人体健康中起着重要的作用，为了保证营养和机体的需要，病人必须适量摄入优质蛋白，如牛奶、鸡蛋、瘦肉等。牛奶中优质蛋白的含量约占总蛋白含量的 80%，牛奶不仅所含的必需氨基酸种类齐全、数量充足，蛋白质结构还与人体非常接近，有利于营养的吸收和利用。慢性肾衰竭病人常常钙磷比例失调，而牛奶中钙磷比例合适，能纠正钙磷比例失调。由于肾病病人蛋白质摄入少，所以不过分限制热量的摄入。牛奶中含有丰富的能量，且极易消化吸收，适合肾病病人。

误区三：不吃大豆及豆制品

长期以来，社会上流传着"肾脏病病人不能吃大豆及豆制品"。其实，大豆蛋白的蛋白质含量高达 40%，含 8 种人体必需氨基酸，大豆的脂肪含量达 18%～22%，其中不饱和脂肪酸占 85% 左右，包括亚油酸、亚麻酸、花生四烯酸3种人体必需脂肪酸，且不含胆固醇。大豆蛋白的营养价值远远高于谷类和蔬菜等一般的植物蛋白，大豆蛋白也是一种优质蛋白质。因此，肾病病人可适量食用大豆及豆制品。

误区四：肾结石者不能补钙

肾结石大多是草酸钙在尿中沉积，主要是草酸摄入过多。防治肾结石的关键是减少摄入含草酸多的食物，如花生、茶、豆类、豆腐、巧克力等。肾结石病人应多喝水，避免尿液浑浊，减少肾结石。肾结石病人如果长期缺钙，骨骼密度就会降低，容易造成骨质疏松症。

11. 肾脏病病人的饮食

慢性肾衰竭可以在透析开始前相当长的阶段需要控制饮食，以减少人体代谢废物的产生，从而减轻肾脏负担，达到保护残余肾功能的作用。CKD1期和CKD2期的慢性肾脏病病人蛋白质摄入的推荐量在0.8克/千克体重/天。从CKD3期开始，通常蛋白质摄入的推荐量在0.6克/千克体重/天。低蛋白饮食营养治疗是临床治疗慢性肾脏病的重要手段之一。合理饮食对慢性肾衰竭病人尤为重要。人体代谢产生的废物主要经肾脏排泄，由于病人的肾功能已经受到损害，代谢废物潴留，同时潴留的废物又反过来影响人体各脏器，形成恶性循环，加重病情。"出口"发生障碍，"进口"必然受到相应的限制。因此，合理地减少一些物质的摄取，有利于减轻代谢废物的潴留，减轻肾脏

的工作压力。慢性肾脏病病人采用低蛋白饮食后,肾功能下降的速度显著变慢。长期坚持低蛋白饮食的病人需要注意以下事项:

①及时检查和评估营养状况,并采取有效措施积极予以调整。

②保证每天 30~35 千卡每千克体重的热量供应。

③需要保证每天 0.6 克每千克体重的蛋白质摄入。

④低蛋白饮食中需要有 50% 以上的蛋白质来自优质蛋白质。

⑤保持饮食中蛋白质、糖和脂肪的合理比例。

⑥注意补充维生素、纤维素和矿物质。

12. 血液透析病人的饮食

保持血液透析病人健康、快乐的生活,除了正规的药物治疗还应注意合理的营养。

(1)合理的蛋白质饮食:蛋白质的摄入量是每人每天每千克体重 1.0~1.2 克。相当于 50 千克体重的病人每日要摄入蛋清 3 个,精肉 100 克,牛奶 250克,鱼或虾 200 克所含的蛋白质。蛋白质的质量应以优质蛋白质为好,如鸡蛋、牛奶、瘦肉、鱼、虾类等。鸡蛋生理价值最高,它所含的必需氨基酸比例与人体蛋白质最为相似。豆类及豆制品,可以食用。

(2)限制磷的摄入:最好限制磷在 800 毫克/天。几乎所有的食物都含有磷,尤其富含蛋白质的食物,宜避免食用含磷很高的食物,如动物内脏、杏仁、牛肉等。在进食时配合降磷药物一起食用,以减少磷的吸收,预防高血磷的发生及透析性骨病。应根据血液钙、磷的检验结果调整饮食结构,当有低血钙时饮食中可增加含钙食物,如鸡蛋、牛奶、虾皮、海带。

(3)限制钾的摄取:高钾血症往往伴随心室性心律失常,因此要少吃含钾量高的食物,以预防高血钾症的发生。如水果蔬菜中的橘子、香蕉、柠檬、番茄、土豆、蘑菇、干果、大豆等。很多药物中含钾也高(特别是中草药),必须在医生指导下慎用或不用。蔬菜类先以水煮过捞起可降低钾的含量,避免食用菜汤或肉汤。

(4)补充铁:由于在慢性规律透析过程中,每年失血量在 2.5~4.6 升,所以应注意补充铁质丰富的食物。病人常伴有微量元素铁、锌等的不足和血铝过高,故饮食中要增加含铁高的食物,如黑鲤鱼、黑木耳、海带、芝麻;含锌的食物,如牡蛎、鱼类、牛奶等。补充维生素、叶酸,因为茶叶中的鞣酸和咖啡中的多酚类化合物会阻碍铁的吸收,所以尽量少喝浓茶和咖啡。

(5)控制钠盐的摄入:若有高血压、心衰、肺水肿、严重全身性水肿,含钠量应控制在 1 克/天,一般病人钠盐摄入量为 3~5 克/天。酱油、醋中都含有较多的钠盐,应注意避免叠加摄入;不要食用腌制食品。

13. 腹膜透析病人的饮食

腹膜透析病人饮食要合理安排:蛋白质摄入量

每天每千克体重 1.0 克比较合适。全天主食在 5 两（约含 20 克蛋白质）左右；多种动物性食物 3～4 两（1 两约含 8～9 克蛋白质，鱼类、肉类等交替食用）；既要有瓜茄类，又要有叶菜类蔬菜。食物品种多样化，可以提供充足的营养素。

14. 肾移植病人的饮食

（1）饮食原则：低糖、低脂肪、高维生素和适量的优质蛋白质（动物蛋白）。

（2）饮食禁忌：

1）肾移植术后患者尽量少吃糖和糖类食品。肾移植术后需要用免疫抑制剂抗排异反应，免疫抑制剂本身可诱发糖尿病；糖尿病会影响移植肾的功能恢复、增加排斥反应的风险。

2）补品：有些补品会增加机体的免疫力，干扰肾移植后免疫抑制剂的疗效，甚至会诱发排斥反应。以下三类尽量忌用：①提高免疫力的中药：人参、蜂王浆、西洋参、党参、黄芪等。②提高免疫力的食物：白木耳、黑木耳、香菇、鳖等。③免疫增强剂：丙种球蛋白、干扰素、白介素、转移因子和某些预防疫苗。

3）减肥药：目前多数减肥药会导致腹泻，会干扰免疫抑制剂的吸收。对肾移植患者来说，最好的减肥方法是长时间低强度运动，并同时减少能量摄入。减肥幅度不宜过快，以每周体重下降不超过 1 千克为宜。

15. 低盐饮食的技巧

（1）养成用计量汤勺量取盐的习惯：用2克盐勺量取正常人每日6克的盐量。

（2）餐时加盐：烹饪时不用盐，食用时再把少量盐、酱油撒在食物表面，这样使舌头上的味蕾收到较强的盐刺激，增强了食欲，又减少了盐的摄入。

（3）一菜加盐：一菜加盐，其他菜尽量不用盐。这样使一菜盐味突出，容易食用。

（4）少吃一餐盐：每日三餐中选择一餐不吃含盐食物。

（5）少吃一日盐：每周7日中选择一日不吃含盐食物。

（6）替代：应用"葱、姜、蒜"代替盐或酱油，达到较好口味。

（7）少吃含盐高的食物：尽量少吃或不吃酱菜、酱肉、咸蛋、快餐、方便面等含盐高的食物。

16. 减少脂肪摄入的方法

（1）选择瘦肉，尽量剔除多余脂肪，如去除可以看见的油脂、鸡鸭去皮等。因为猪肉、牛肉含油脂较多，因此要多吃鱼肉、鸡肉，少吃猪肉、牛肉。

（2）多用清蒸、清炖、水煮、凉拌等低油烹调方式，少用油炸、煎炒等高油烹调方式。

（3）烧菜时少用猪油等动物油，烹调时以植物油为主。

（4）少吃动物内脏、糕点、点心、坚果类较多油脂的食品。

(5)蛋黄胆固醇含量较高,每日只可进食一个蛋黄。

17. 减少磷摄入的小技巧

烹饪鱼和肉时,先用水煮一下捞出,再进行热炒,能够降低鱼和肉的含磷量。

六、对肾脏的呵护

1. 呵护肾脏的10种方法

(1)注意保暖,避免感冒:低温时血管收缩、血压升高、血液凝结力变强,容易使肾脏受损。感冒等呼吸道疾病可导致急性肾炎或加重原有病情,不少肾病病人在发病前1～3周都有感冒史。因此,天气变化时应注意保暖,避免感冒等呼吸道疾病。

(2)防止病从口入,不要暴饮暴食:短时间进食高蛋白食物和盐会加重肾脏负担,避免过多进食高蛋白、高钠食物,如海鲜、动物内脏及腌制食品(如皮蛋)等。饮食宜清淡。

(3)适量多饮水,不憋尿:适量多饮水,每日尿量保持在1 500～2 000毫升,有利于清除体内毒素。一般提倡喝白开水,运动饮料含有额外的电解质与盐分,有肾病史的人需小心这类饮料。尿液潴留在膀胱,就如同下水道阻塞后容易繁殖细菌一样,细菌通过输尿管感染肾脏,易引发肾盂肾炎。

(4)注意扁桃体炎:喉部、扁桃腺等感染时,需立即在医生指导下采用抗生素彻底治疗,否则链球菌感染易诱发肾脏疾病。

(5)防治泌尿道结石:肾结石不疼痛并不是肾结石好了。输尿管结石容易造成肾积水,导致梗阻性肾病,如果长期置之不理,肾脏会完全损坏,而自己却不知道。

(6)控制糖尿病、高血压:血糖和血压控制不好都会造成血管硬化,一个肾脏就是由一百万个微血管球组成,所以血糖和血压控制不好,对肾脏损害大,可导致或加重肾脏病变。

(7)不乱吃药,避免使用肾毒性药物:许多止痛药、感冒药和中草药都有肾脏毒性,不要轻易乱吃。更不可迷信或轻信偏方,否则很可能在不知不觉中损害肾脏。有药物过敏史及肾病史者,就医时也要向医生及时说明,以便调整药物。

(8)远离有毒物质:远离毒品,如海洛因可引起海洛因肾病。铅、铬、镉、汞等重金属,苯、甲苯、酚等有机溶剂,以及蛇毒、生鱼胆、毒蘑菇等生物毒素,均可严重损害肾脏,要尽量避免接触这些物质。不喝成分不明的河水和井水,以免重金属太高而损害肾脏;装修及购买新家具后应保证足够通风;不用汞含量高的美白类化妆品等。

(9)避免不洁性生活:预防性病危害肾脏。

(10)定期体检:普通人群每半年至1年做一次尿常规、肾功能和泌尿系B超检查,尤其是有肾脏病家族史、高血压、糖尿病、高血脂、肥胖等高危人群更应重视体检。女性怀孕前最好检查有无肾脏疾病,如果已经患了肾病又盲目怀孕,肾脏疾病可能很快恶化。女性怀孕时肾脏负担会加重,易引起肾脏病,怀孕后应该监测尿常规、肾功能等。

总之,爱护肾脏要做到不憋尿、不用偏方草药、不用伤害肾脏的药物;避免感冒、避免过度劳累;控制蛋白尿、控制血压、控制血糖。

2. 中医与西医"肾"的概念

中医的"肾"是先天之本,生命之根。肾藏精,主生殖;肾主水及生长发育,肾主纳气,主骨生髓充脑,其华在发,在体为骨,开窍于耳及二阴。"肾"的精气可分为肾阴、肾阳两方面,肾阴与肾阳相互依存、相互制约,维持人体的动态平衡。中医肾虚肾亏分为肾气虚、肾阴虚、肾阳虚 3 种。肾气虚表现为夜尿增多、小便不畅、倦怠乏力、双腿发沉;肾阴虚常见的症状有腰膝酸软、腰部疼痛、耳鸣、口干、乏力,午后低热;肾阳虚的症状有精神不振、腰膝酸痛、四肢无力、畏寒等。中医的肾包括了"垂体-下丘脑-肾上腺"、"垂体-下丘脑-性腺"、"垂体-下丘脑-甲状腺"3 条轴上的功能集合。西医的肾是指解剖学上的肾脏,即具有排泄代谢废物、维持水电解质及酸碱平衡,并具有部分内分泌功能的肾脏。肾功能不全是指多种原因引起的肾脏在排泄代谢废物、维持水电解质和酸碱平衡调节等方面出现的急性或慢性障碍,常见症状有夜尿增多、水肿、恶心、呕吐、纳差、疲乏、胸闷、气促、睡眠差、夜间高枕卧位、皮下出血、出血斑及瘙痒等。一旦怀疑有肾功能不全,可去医院检查肾功能、尿常规、肾脏 B 超即可诊断。所以中医的"肾"和西医的"肾"是不同的。

与中医的"肾"相关的西医学的组织器官主要有泌尿系统、生殖系统及调节这两个系统的神经内分泌系统,中医的"肾"也包含了肾上腺、甲状腺、呼吸系统、耳、腰骶部的骨和软组织等的部分功能。因此两者又很难完全割裂开来。中医肾病的表现为尿频、遗尿、尿失禁、尿不畅，与西医肾病中的尿路感染、急慢性肾衰竭、尿失禁、尿潴留、神经源性膀胱、梗阻性肾病等疾病的临床表现一样；中医学认为肾主水，肾虚肾亏时出现水肿，类似于西医的肾炎、肾衰竭时的水肿。

总之，中医的肾和西医的肾是"你中有我，我中有你"。

（史艳玲）

3. 性功能≠肾功能

性功能≠肾功能！不过两者又有一定的联系。为什么大家会有性功能不好就是肾有问题这种误解呢？中医学认为，肾藏精、主生长发育和生殖，"肾气"、"肾精"是生殖的物质基础，生殖器官的发育、性成熟与性功能维持都与肾精及肾气盛衰密切相关。因此，中医的"肾虚"与性功能关系密切。而西医"肾功能"的概念，反映了肾脏排泄机体代谢废物、维持水和电解质及酸碱平衡的能力。因此，性功能与西医的肾功能并无直接的联系。但是，慢性肾功能不全病人中有性功能障碍的比例较正常人群高，可能的原因有：①慢性肾功能不全多有肾性贫血，容易疲劳。②慢性肾功能不全时常有内分泌功能紊乱，容易出现性功能障碍。③肾功能不全时的多种用药也可引起性功能低下。④心理因素，抑郁在肾功能不全病人中比较常见。⑤肾功能不全时，易出现外周血管病变及周围神经病变等并发症。

4. 肾脏保健的六大误区

误区一:性功能低下即肾虚。肾虚时可出现性功能低下,但不单纯是性功能低下;性功能低下一部分原因是肾虚所致,但有些器质性疾病也可引起性功能低下。

误区二:肾病即是肾虚,把中医的肾与西医的肾混为一谈,盲目补肾。临床上见到一些慢性肾功能不全病人,血肌酐才轻度升高,血钾却很高,仔细询问才发现坚持服用补肾中药,殊不知严重的高钾血症可导致心脏骤停,危及生命。

误区三:只有男性才有肾虚。其实男女都有肾虚。女性肾虚可表现为闭经、性欲低下、烦躁、焦虑、多疑、眼睑水肿、黑眼圈、失眠、注意力不集中、怕冷等。

误区四:得了肾病就不能过夫妻生活。一般情况下,肾病病人也可以过性生活,但要适度、避免过频,注意清洁卫生,以防感染。

误区五:肾亏是肾脏病。肾脏是泌尿系统,与传统中医所讲的肾亏没有关联。男性的性激素主要由睾丸分泌,女性激素主要在卵巢分泌。男女的肾脏可以互相移植,可见肾脏与性别和性功能并无直接的关联。因此,不要以为肾亏就是得了肾脏病。

误区六:保护肾脏,就要常吃补肾药。不少人都存在这样的补肾误区。服用中药虽然对于治疗某些肾脏疾病有辅助疗效,但目前补肾的概念被滥用了。

滥用药不仅不会强肾健体,还可能因阴阳不分伤害肾脏。因此,护肾关键在于日常保健,不应寄希望于药物或保健品。

5. 肾虚补肾的三大误区

误区一:"补肾"="壮阳"。市场上形形色色的补肾保健品,常打着"让男人重振雄风",夸大其壮阳功效,前面章节我们介绍过"肾功能"不等于性功能,因此补肾不等于"壮阳",如果过量服用"壮阳"中药,反而可能增加肾脏负担。

误区二:不管阴虚、阳虚,只管盲目补肾。肾虚分为肾气虚、肾阴虚和肾阳虚,不同性质的虚证需要进补的药物也是不同的,阴虚者宜进补滋养肾阴的中药,肾阳虚者需要补肾阳的药,这两种药势同水火,如果吃错了药,将会雪上加霜,使原来的虚证更重。

误区三:补肾中药安全无不良反应。常见的补肾中药有鹿茸、淫羊藿(仙灵脾)、肉苁蓉、菟丝子、芝麻、粟米、牛骨髓、羊骨、淡菜、干贝、鲈鱼、桑椹、芡实、栗子、胡桃、山药、豇豆、枸杞子、冬虫夏草、杜仲、何首乌、海参、海马、虾子等,这些中药并非完全无不良反应。

6. 警惕药物肾损害

药物性肾损害是指肾脏对治疗剂量药物的不良反应和因药物过量或不合理应用而出现的毒性反应。由于补药、抗生素等药物的滥用,药物引起的肾损害也日益增多,症状也多种多样,容易误诊、漏诊。这里介绍一下引起药物性肾损害常见的西药。

(1)急性肾衰竭:可表现为少尿、无尿或者单纯血肌酐、尿素氮升高,常见的药物有:造影剂,氨基糖苷类抗生素(如庆大霉素、阿米卡星、链霉素、卡那霉素、新霉素),非甾体类抗炎药(如阿司匹林、扑热息痛、保泰松、消炎痛、布洛芬等),两性霉素 B、万古霉素、利福平、顺铂、阿昔洛韦、甘露醇,卡托普利等,ACEI 和 ARB 类降压药,可待因、海洛因、巴比妥、安非他明、汞制剂、甲醇、乙醇、乙二醇、水杨酸类,某些降脂药(如他汀类)等可通过引起横纹肌溶解导致急性肾衰竭;青霉素类、头孢菌素类、泰能、美平等可通过致过敏反应引起急性肾功能不全。

(2)急性过敏性间质性肾炎:表现为血尿、小管性蛋白尿、白细胞尿,可伴急性肾功能不全、发热、皮疹、关节痛,常见的药物有青霉素类、头孢菌素类和碳青霉烯类抗生素;如泰能、美平等,别嘌呤醇也可引起严重的急性过敏性间质性肾炎;可引起过敏的药物都有可能引起肾损害。

(3)慢性小管间质性肾损害:非甾体类抗炎药等引起的镇痛药肾病较为常见;两性霉素、四环素可引起肾小管性酸中毒,范可尼综合征,肾性尿崩症等;某些金属制剂(顺铂、锂、铅、汞、镉等)、硝基化合物、甲氨蝶呤等也可引起慢性间质性肾炎。

(4)肾病综合征:表现为大量蛋白尿、水肿、低蛋白血症、高脂血症。青霉胺、金制剂、非甾体类抗炎药等可引起肾病综合征。

(5)肾炎综合征:表现为血尿、蛋白尿、高血压,伴或不伴肾功能不全。利福平、非甾体类抗炎药、生物制品(如马血清和疫苗)、青霉胺等可引起。

(6)梗阻性肾损害:常见的有磺胺药、肿瘤化疗药物。

(7)肾血管损害:环孢素 A、氟尿嘧啶、丝裂霉素、避孕药、FK506、奎宁等可引起肾血管损害,有的可引起血栓性微血管病、系统性血管炎等。

(8)可引起尿路结石药物:丙磺舒、乙酰唑胺、大剂量维生素 C、大剂量维生素 D。

(史艳玲)

7. 中药也伤肾

中医中药是我国传统文化的一块瑰宝,在中华民族的繁衍生息中起着重要的作用。民间有种约定俗成的说法"中药是天然动植物,毒副作用比西药轻"。古人云"是药三分毒",中药绝不是安全无毒的,有些中药还可能伤及肾脏。下面给大家介绍一下常见引起肾损害的中药。

(1)马兜铃酸肾病是报道最多的中草药肾病:含马兜铃酸的中药有马兜铃、关木通、广防己、青木香、天仙藤、寻骨风、朱砂莲等。常见的中草药制剂有甘露消毒丸、排石颗粒、冠心苏合丸、龙胆泻肝丸、妇科分清丸、二十五味松石丸、大黄清胃丸等。马兜铃酸肾病分为急性和慢性。急性马兜铃酸肾病表现消化道症状、少尿或非少尿型急性肾衰竭,伴肾性糖尿、氨基酸尿、肾小管酸中毒等。慢性马兜铃酸肾病多表现为乏力、多尿或夜尿增多、贫血等,常表现为慢性肾衰,常伴发泌尿系统肿瘤。

(2)其他可引起伤及肾脏的中药

①植物性中草药。雷公藤、昆明山海棠、益母草、山慈姑、乌头、马钱子、苍耳子、牵牛子、巴豆、鸭胆子、使君子等。

②动物性中草药。鱼胆、全蝎、蜈蚣、斑蝥、海马等。

③矿物性中草药。朱砂(成分:硫化汞)、雄黄(成分:二硫化二砷)、砒霜(成分:三氧化二砷)、胆矾(成分:硫酸铜)、水银(成分:汞)、铅粉等。各种中药引起的肾损害多为小管间质损伤。

8. 老年人肾脏的呵护

人随着年龄的增大,肾脏功能会减退,从40岁开始,随着年龄每增加1岁,肾小球的滤过率相应地减少1%。肾小管的功能和肾血流量也会相应地减少一些。

(1)防治感染:与成年人相比,老年人抵抗力和免疫力都比较差,更容易患上肾脏炎症。男性的前列腺增生、女性的盆腔疾病都易引起尿路感染;老年人很容易发生结石,结石会引起尿路阻塞,容易尿路感染。故都应及时发现并予以治疗。经常导尿或留置导尿管也易引起感染,故应尽可能避免使用。

(2)不要随便服药:常用的止痛片和抗生素都有肾毒性,如果必须应用,也要在医生的指导下,选用对肾脏损害小的药物,以免损害肾功能。

(3)控制糖尿病和高血压:糖尿病和高血压都可致慢性肾病,而肾病又会加重糖尿病和高血压的病情。所以,有糖尿病和高血压者,要控制病情,并定期验尿。老年人肾动脉常有内膜增厚现象,而高血压可以加速这些病变的发展,故按时服药控制血压。

(4)预防感冒:夏季炎热,应注意正确使用空调,室内经常通风,以防止感冒的发生。因为感冒及呼吸道感染同样有损肾脏,可导致原有病情加重。

(5)适当运动:适当的运动有利于老年人的肾脏保健,如果老年人长时间不活动,容易发生骨质脱钙,引起高钙血症,这不但易于发生尿路结石,而且高钙血症也会引起肾脏损害。

(6)膳食保健:老年人肾脏的调节功能比较差,如果一次饮水过多,肾不能迅速地将其排出体外,就会引起水潴留,从而发生水肿;如果饮水过少,又会发生体内缺水,使肾血流减少,对肾脏不利。总之,老年人应平衡地饮水,每日饮水量保持在 1 500~2 000 毫升为宜。出汗多时,可增加饮水量。晚上睡前一杯白开水,可避免入睡后的体内缺水,且有利于新陈代谢。日常膳食多吃新鲜蔬菜、水果,均衡营养,清淡饮食,菜肴不可太咸,每日食盐 6 克(6 克食盐相当于一个啤酒瓶盖子)以内为宜。

9. 季节不同护肾方法也不同

(1)冬季:①避免感冒。冬季天气较冷,容易引起病人机体免疫力下降,导致感冒,使体内的炎症、免疫系统被激活,产生免疫损害,引发肾病复发或发作,所以对肾脏病人来说,避免感冒对预防肾病复发至关重要。平时应避免出入人多且空气不流通的公共场合,避免冬季流感。②不要过度劳累。过度劳累也是诱发肾病复发的一个重要原因。过度体力劳动和脑力劳动都会导致机体免疫力下降,从而引发肾病。总之,不管是体力劳动还是脑力劳动,都应注意劳逸结合,忌过度劳累。③适当运动、增强免疫力。通过运动提高身体免疫力,又可改善机体的血液循环,又有利于保护肾脏。

(2)秋季:①合理安排膳食。入秋后我国南方仍暑气未退,气候湿热,可多选清热利湿的食物作为配餐。如赤豆粥、薏仁绿豆汤等。而北方天气变得较为干燥,可多吃滋阴润燥的食物,如梨、鲜藕、荸荠、白萝卜及芝麻粥等,以抵御秋燥,保护肾脏。我国中秋节有吃月饼的习惯,而月饼是高糖高脂食品,要注意每次吃的量不能过多。建议肾病病人忌食火腿或蛋黄月饼,因为其含有的盐特别高,会加重肾脏负担。②讲究卫生,预防感染性疾病。秋高气爽之时,各类瓜果蔬菜上市,如一味贪吃这些生冷食物,容易导致肠胃疾病的发生,严重者会发生急性肾功能不全和周围循环衰竭。养成饭前便后洗手的习惯;不喝生水,不吃腐败变质的食物;生吃瓜果要用流动的水多清洗几遍,削皮后再吃;餐具按时消毒。③保持快乐心态。一阵秋雨一阵凉,常使人心情郁闷,尤其是老年人易引起垂暮之感。培养健康的兴趣爱好、积极参加社会活动、亲近大自然、坚持运动等方法对走出低落情绪都有很大帮助。

(3)夏季:夏季气温骤升,是一个细菌、病毒繁多的季节,再加上运动量增大,新陈代谢较快,机体的免疫力随之下降。如果这时候对肾脏的护养不当,很容易使肾脏受到损害。①游泳时应注意卫生。火热的夏天,许多人喜欢游泳。游泳时很容易把细菌带入尿道,引起尿路感染,尤其女性受感染的机会更大。所以,喜欢游泳的人,不要去没有严格消毒、不清洁的游泳池,更不可去有污染的江河中游泳。②适当饮水。夏季人体出汗多,对水分的消耗特别大,肾脏病病人饮水更要适当。对于面部水肿的人,饮水一定要适量,在水肿消除后才可以适量增加饮水量。③注意饮食。夏季气温高,食物如果保存不好很容易变质,吃了变质、发霉的食物,就容易引起肠胃炎,进而加重肾脏病负担。

(4)春季:①饮食调养。饮食要清淡、富含营养,避免生冷油腻食物。多食用具有护肾利尿作用的食物,如瘦肉、胡萝卜、冬瓜、西红柿、柑橘、柿子、干果类等。老年人可多食一些偏碱性的食物,如牛奶、豆制品、魔芋等。②起居调养。按时作息,避免过劳,要呼吸新鲜空气,老年人或肾脏病病人要少去公共场合,避免流感。③生活调理。适当运动、增强体质,如做柔软体操,注重保温。④卫生调理。每晚睡前,清洗外生殖器及肛周,预防泌尿系感染。⑤避免用肾毒性药物。

七、肾脏病的预防

1. 肾脏病的四级防治

中医学认为，"上医治未病，中医治欲病，下医治已病"，从这个角度说，防治肾脏可分为"四部曲"：预防肾脏病的危险因素、肾脏疾病的早期呵护、延缓肾功能不全的进展、预防肾脏病并发症的发生和发展。

（1）预防肾脏病的危险因素：由于糖尿病和高血压是糖尿病肾病和高血压肾损害的病因，而不良的生活方式又是糖尿病和高血压的主要原因。此外，高血脂、肥胖、反复感染也是肾脏病发生的高危因素，因此预防肾脏病的首要干预措施就是改变不良的生活方式，适当的运动、减肥、戒烟、低脂饮食等，防治感染，如治疗反复发作的扁桃体炎，减少或预防糖尿病、高血压及血管硬化等肾脏病的危险因素发生。

（2）肾脏疾病的早期呵护

①肾脏疾病的高危人群，糖尿病、高血压、心血管疾病、肥胖、高脂血症、高尿酸血症、长期使用肾毒性药物、慢性泌尿道感染、肾结石、系统性红斑狼疮等病人，有肾病家族史、急性肾衰竭恢复期病人，至少每半年进行一次尿常规、尿微量白蛋白、肾功能、泌尿系 B 超等筛查，以便早期发现肾脏病。

②对健康人群每年进行一次尿常规、肾功能和

泌尿系B超检查。

③出现水肿、泡沫尿、血尿、夜尿增多、头痛、头晕、腰痛、乏力、纳差等症状者,及早就医。

④一旦诊断肾脏疾病,要积极治疗肾脏疾病,避免劳累。

(3)延缓肾脏病的进展:对已患肾脏疾病的人,主要是延缓肾脏病的进展。由于高血压、蛋白尿是肾脏病进展的危险因素,因此这时的重点在于控制血压、减少尿蛋白、防止出现肾功能不全。

(4)预防肾脏病并发症的发生和发展:对于已经出现肾功能不全的病人,重点在于防治心血管病等各种并发症的发生和发展,提高病人生活质量,延长病人生命。

2. 日常生活中肾脏病的预防

(1)锻炼身体:锻炼可以增强体质,提高机体抵抗力。肾病的发生与上呼吸道感染密切相关。所以,除了靠运动增强身体免疫力外,还应根据天气寒暖的变化及时增减衣服、避免雨天外出淋雨、出汗后不能马上吹凉风、衣服潮湿了需及时更换。

(2)加强个人卫生:保持口腔清洁、早晚刷牙、饭后漱口。保持皮肤清洁、勤洗澡换衣、预防皮肤化脓性感染。女性要特别注意保持外阴清洁,勤换内裤,预防尿路感染。

(3)劳逸结合,起居规律:生活无规律、睡眠不充足、暴饮暴食、酒色过度,都会降低人体免疫力,增加患病的机会。做到劳逸结合,鼓励多饮水,以增加尿量冲洗尿道,促进细菌和炎性物质排出。保持大便通畅,定时排便,有利于代谢废物排出。

(4)避免或慎用肾毒性药物。对肾脏损害较大的药物种类,如庆大霉素、链霉素、卡那霉素、磺胺类、消炎痛、扑热息痛等,使用要谨慎,建议在专业的医师指导下使用。

(5)积极治疗可能造成肾损害的慢性病。长期血压、血糖控制不良会引起慢性肾病。因此,在积极治疗高血压、糖尿病的同时,要定期检查尿常规和肾功能。

总之,应注意饮食宜清淡,减少盐的摄入。适当多饮水,不憋尿,有计划坚持每天适当的体力活动和体育锻炼。当咽喉、扁桃腺等有炎症时,需在医生指导下采用抗生素彻底治疗。戒烟,饮酒要适量,避免酗酒。避免滥用药物。妇女怀孕前最好检查有无肾脏病,了解肾脏病家族史。

3. 尿路感染的预防

多饮水,勤排尿;注意外阴部清洁卫生,尽量避免使用尿路器械、插导尿管,睡前排尿、性交后立即排尿。尿路感染的发病率与人的抵抗力降低有关。男性前列腺增生也容易引起尿路感染,故应尽早发现并积极治疗。

4. 肾结石的预防

(1)多饮水:一天的尿量少于 1 000 毫升则结石的发生率就会增加,如每天达到 2 000 毫升以上的尿,则能预防结石及其复发。应限制浓茶、含糖饮料、碳酸饮料等的摄入量。由于结石成分的排泄多在夜间出现高峰,结石形成的机会会更高,通过睡前饮水可以稀释血液中的结石成分。因此,睡前喝水是防结石和结石增大的有效方法。

(2)饮食调整:肾结石的形成与饮食有很大关系,饮食中可形成结石的有关成分,如果摄入过多,就可能引起肾结石。尿路结石的成分主要是草酸钙、磷酸钙、尿酸、磷酸胺镁、胱氨酸等,其中约80%为含钙结石,又以草酸钙最多。许多人喜欢食用菠菜,大量吃菠菜,将引起健康人发生高草酸尿,进而导致草酸结石的发生;而动物内脏、鱼子、鹌鹑、老火汤(炖煮3~4小时)等的嘌呤(尿酸)含量高,吃得过量也容易形成尿酸结石。

含高草酸盐结石的病人,建议多食碱性饮食,少吃肉类,多喝水。限制高草酸食物,如菠菜、苋菜、莴苣、豆类、胡萝卜、番茄、青椒、洋葱、葡萄、樱桃、巧克力等不宜一次性大量食用。含高尿酸结石病人,建议碱化尿液,多食碱性食品,避免过多食用如动物内脏、青鱼等容易产生尿酸的食物。含高磷酸盐结石的病人,建议多食酸性饮食并积极配合控制尿路感染,少食奶制品,少食添加了磷酸的饮料。对于含高钙尿路结石的病人,建议多食酸性食品,减少钙质摄取,每天的奶制品不宜超过300毫升。肾结石病人,如果没有血尿或腰痛的症状,应每半年做一次B超检测,观察结石有否增大的趋势,并监测有没有肾积水的发生。